以手代药 以指代针 捏捏按按能祛病

小儿推拿专家书

北斗生活馆 编著

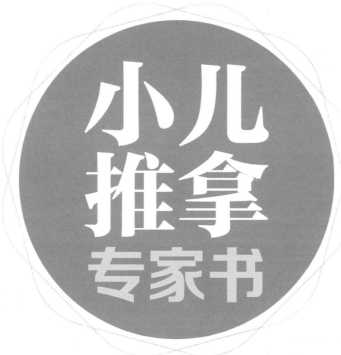

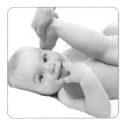
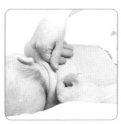
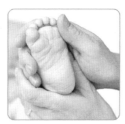
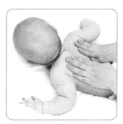

四川科学技术出版社

图书在版编目（CIP）数据

　　小儿推拿专家书 / 北斗生活馆编著. -- 成都：四川科学
技术出版社，2018.5
　　ISBN 978-7-5364-9034-5

　　Ⅰ. ①小… Ⅱ. ①北… Ⅲ. ①小儿疾病－推拿 Ⅳ.
①R244.15

　　中国版本图书馆CIP数据核字(2018)第075287号

小儿推拿专家书
XIAOER TUINA ZHUANJIASHU

出　品　人：钱丹凝
编　著　者：北斗生活馆
责　任　编　辑：罗　芮　康永光
装　帧　设　计：秦　冬
责　任　出　版：欧晓春
出　版　发　行：四川科学技术出版社
　　　　　　　　地址：成都市槐树街2号　邮政编码 610031
　　　　　　　　官方微博：http://weibo.com/sckjcbs
　　　　　　　　官方微信公众号：sckjcbs
　　　　　　　　传真：028-87734035
成　品　尺　寸：170mm×230mm
印　　　张：13
字　　　数：142千
印　　　刷：北京尚唐印刷包装有限公司
版次/印次：2018年5月第1版　2018年5月第1次印刷
定　　　价：36.80元

ISBN 978-7-5364-9034-5
版权所有　翻印必究
本社发行部邮购组地址：四川省成都市槐树街2号
电话：028-87734035　邮政编码：610031

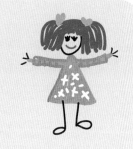

写在前面

　　每个宝宝都是父母的最爱：这爱之细微，在于一粥一饭的精心准备、在于一磕一绊时的担心皱眉；这爱之伟大，在于想从天上摘下星星做宝宝的玩具。虽然有时语言不能表达父母对宝宝的所有情感，但如果一定要用几个词汇来描述父母对宝宝的愿望，那一定会是：健康、聪明、快乐，而这之后都包含同一个字——爱，父母对宝宝的爱。

　　传递爱的方式多种多样，可以是语言，可以是眼神，也可以用自己的手。近些年来，"用双手拉近亲子关系"的理念渐渐深入人心，简单来说，就是用推拿的方式，把健康和快乐带给宝宝。

　　说说推拿，在宝宝成长的道路上，难免会受到一些疾病的困扰。除了打针吃药这些手段，传统的中医小儿推拿也可以作为一种辅助疗法，它安全有效的特点，与常规治疗形成一种良性的互补。小儿与成人不同的生理特点，意味着在推拿上两者也有很大的区别，倘不加以区分，必然会使治疗效果大打折扣，这一点也正是本书着重讲述的。希望本书能对父母们有所帮助。

　　要是你已经为人父母，肯定知道养孩子有多不容易，感冒、发烧、闹肚子……简直太常见了，家长们需要用心学习一些小儿推拿知识。通过本书的帮助，父母经过数次练习就可以掌握基本手法。依靠父母的双手在孩子的小手、肚子、背部、头部捏一捏、揉一揉、按一按，可以起到一定的预防和辅助治疗一些常见病的作用。

　　爱无限，就不要放于心底，用手传递你的爱！祝天下的宝宝都能健康成长！

目 录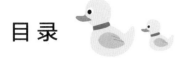

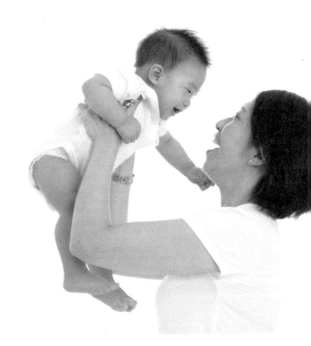

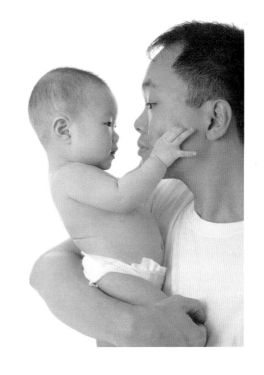

第三章
找准穴位，宝宝特效穴很奇妙

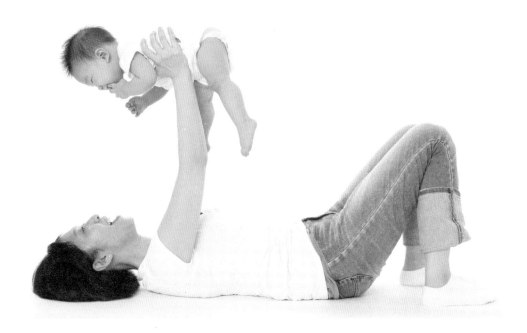

第四章
日常推拿，健康快乐自然来

第五章
对症推拿，和常见病说再见

附 录

本书小儿推拿符号使用说明

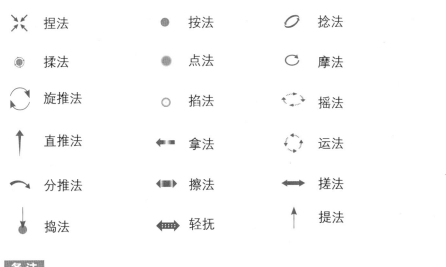

✳ 捏法	● 按法	捻法
◉ 揉法	⬤ 点法	C 摩法
旋推法	○ 掐法	摇法
↑ 直推法	← 拿法	运法
～ 分推法	◼ 擦法	↔ 搓法
捣法	◀▬▶ 轻抚	↑ 提法

备注

　　桡侧和尺侧在医学上是个方位词。以手掌为例，靠小指一侧称为尺侧，靠拇指一侧称为桡侧。

　　手前臂上有两块长骨。手掌向上，大拇指一侧叫桡骨，小拇指一侧叫尺骨。

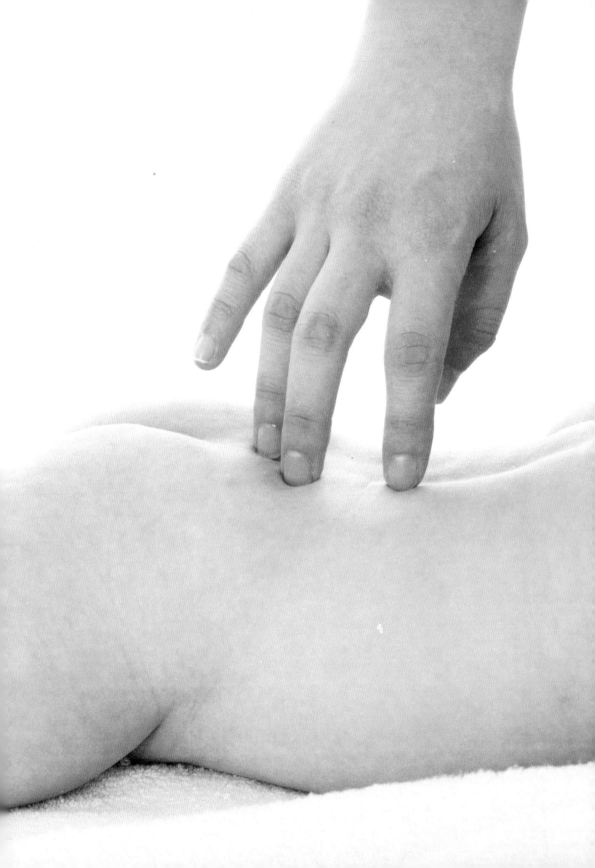

第一章

零基础学推拿，
学着简单，用着有效

　　小儿推拿因其简、便、验、廉的典型特点，被称为绿色疗法。正是因为如此，才使得它很容易进入普通家庭，为宝宝的健康保驾护航，在保护儿童健康方面独具优势。相对来说，小儿推拿是一门比较容易掌握的技能，可以"自学成才"，但需要掌握一些推拿的基础知识，注意一些推拿细节，只有这样，才能做到精益求精，让小儿推拿发挥最大作用。

好处多多的小儿推拿

孩子容易生病，作为父母，首先应该做好孩子的日常保健，让孩子少生病；而孩子一旦得病，往往发病迅速，父母应该学一些简单的治疗疾病、控制病情的方法，以便在宝宝就医前能为孩子减少一些病痛，就医后，加快身体恢复。在众多防治疾病的方法中，小儿推拿兼备保健与治疗功能，简便易学，非常适于日常家庭保健。

无病时可防病：经常给宝宝做保健推拿，可增强宝宝体质，提高抗病能力。小儿推拿的最高境界，就是让宝宝少生病。

有病时可治病：宝宝生病了，看医生是最要紧的事，但小儿推拿可以作为一种配合治疗的手段，父母自己也可以成为宝宝的家庭医生，毕竟只有父母才能做到时时刻刻在宝宝身边。小儿推拿已经有上千年的历史。多年的临床经验证明，小儿推拿对宝宝的某些常见病有较好的疗效，尤其对于消化道疾病效果显著。

此外，小儿推拿还有以下优点。

安全可靠，无副作用：小儿推拿可辅助治疗疾病，只要辨证选用穴位与手法，耐心细致操作，一般不会发生不良反应和医疗事故。

易于接受：小儿推拿是一种有百利而无一害的"自然疗法"，避免了使用药物引起的不良反应或毒性反应，易被父母们接受。小儿推拿不用服药和打针，不会给孩子带来的恐惧感，也易被小儿接受。

费用低廉：与昂贵的药费和检查费用相比，小儿推拿所需的只是时间及双手的操作。

操作简便：小儿推拿不需要任何医疗器械与药品，随时随地都可以实施。居家治疗一些小病，省却了不少医院奔波之苦，排队之累。

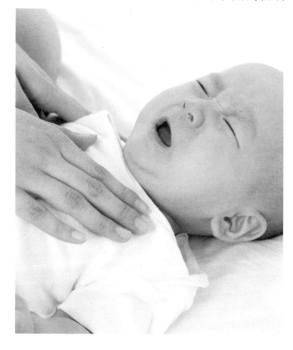

爱子心切的父母们，不妨学学小儿推拿，它可以了却不少宝宝生病引发的烦恼事。

精准而又快速的取穴法

选取穴位就如同用人一样，用错了，自然是一换了之。用对了呢？还是不满足，没有更好，只有最好。宝宝身上的特效穴位多达百余个，这穴位多了，就要多中选优，只有这样，才能更好地发挥推拿的作用，所以选穴力求精准。但选对了穴位，并不是就万事大吉了，还要学会取穴。这些穴位散布在身体表面，如同城市散布在地图上，中间有很大的空白地带，不是粗略地指一下就刚好能点到那个穴位。所以，取穴当力求准确，否则治疗疾病的效果就会打折扣。

选什么样的穴，推拿师们都替父母们仔细斟酌过，但取穴的过程，则需要父母们自己亲自实践。那么，要如何精准且快速地取穴呢？

● 简易取穴法

这种方法大多用在比较主要的腧穴取法上。如合谷穴，可用小儿一手拇指关节横纹，对准另一手虎口横纹后，将拇指末节压向手背第一、二掌骨间，拇指尖到达处即是本穴。

● 体表标志法

固定标志法：依据人体表面固定不移，又有明显特征的部位作为取穴标志的方法，即为固定标志法。如人的五官、毛发、爪甲、乳头、骨骼凸起或凹陷，关节部位周围的凸起或凹陷，肌肉的隆起或凹陷的部位，还有骨骼的边缘与肌肉的边缘等，皆可作为选取腧穴的标志。如神阙位于腹部脐中央，膻中位于两乳头中间。

活动标志法：将人随着局部活动而出现的隆起、凹陷、孔隙、皱纹等作为取穴标志的方法，即为活动标志法。它是通过肌肉筋腱的伸缩、关节的屈伸旋转及皮肤皱起等活动形成的标志来取穴。如张口取耳屏前凹陷处即为听宫穴。

● 身体度量法

利用身体及线条的部位作为简单的参考度量，中医称为"骨度分寸"，如眉间（印堂穴）到前发际正中为3寸。如两乳头之间（膻中穴）到肚脐正中为8寸。

● 骨度度量法

骨度分寸法仍然是腧穴定位的基本方法。现代常用的骨度分寸更明确，又简便易行。

● 手指度量法

人的手指与身体的其他部位在生长发育过程中，在大小、长度上有相对的比例。这样选定同一人体某一手指的一部分作为长度单位，量取本身其他部位的长度是合理的，也是可行的。故这种方法叫"同身寸法"。

利用自身手指作为测量穴位的尺度，中医称为"手指同身寸"。手指同身寸取穴法是小儿推拿中最简便、最常用的取穴方法。"同身"，顾名思义就是同一个人的身体。人有高矮胖瘦，不同的人，手指尺寸也不一样。因此，找小儿身上的穴位时，要以小儿自身的手指作为参照物，而不是用大人的手指去测量。

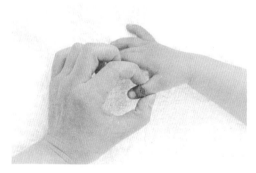

1寸：大拇指指幅横宽。

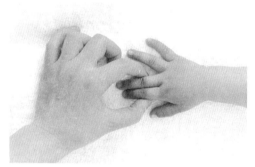

1.5寸：食指和中指二指指幅横宽。

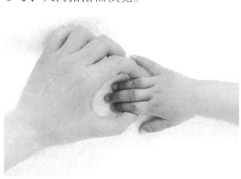

2寸：食指、中指和无名指三指指幅横宽。

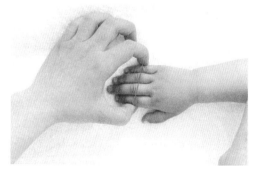

3寸：食指、中指、无名指和小指四指幅横宽。

选对介质能提高治疗效果

在推拿时，可选用一些介质，其作用首先是减轻摩擦、避免皮肤损伤，其次是提高治疗效果。保护皮肤多用油脂类（凡士林、芝麻油、猪油）、粉末类（滑石粉、爽身粉、痱子粉）。增强疗效多运用各种汁类（生姜汁、葱白汁、蒜汁、鸡蛋清）、水剂（凉水、薄荷水）和酒精等。常用的介质主要有以下几种。

● 保护皮肤类

芝麻油：适用于小儿身体各部位推拿，具有润滑除燥作用。

滑石粉：滑石粉要选用医用滑石粉。可润滑皮肤，减少皮肤摩擦，保护宝宝皮肤。滑石粉一年四季均可使用，是小儿推拿最常用的一种介质。

爽身粉：普通市售爽身粉即可。有润滑皮肤和吸水性强的特点，质量较好的爽身粉可替代滑石粉。

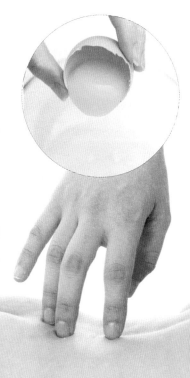

● 增强疗效类

生姜汁：取鲜生姜适量，切碎、捣烂，取汁应用。可用于风寒感冒，或胃寒呕吐，以及腹痛、腹泻等。

葱白汁：取葱白适量，切碎、捣烂，取汁应用。可用于风寒感冒。

鸡蛋清：在生鸡蛋上打一小洞，然后倒置，取渗出的蛋清使用。可用于消化不良、热性病，或久病后期烦躁不眠、手足心热等病症。

薄荷水：取鲜薄荷叶或干薄荷叶（鲜者最好），浸泡于适量的开水中，容器加盖放置 8 小时后，去渣取液应用。可用于风热感冒或风热上犯所致的头痛、目赤、咽痛等，或痘疹初期隐隐不透，或麻疹将出之际。

推拿不是想做就能做，远离推拿禁区

小儿推拿的对象一般是 6 岁以下的儿童，尤其适用于 3 岁以下的婴幼儿。

小儿推拿的适应证较广，常用于感冒、咳嗽、发热、腹痛、腹泻、呕吐等常见病的预防与治疗，以及儿童保健。

虽然小儿推拿操作安全，运用广泛，但也不能想怎么推就怎么推，推拿的禁忌证家长应予以注意：

（1）各种皮肤病患处，皮肤有破损（发生烧伤、烫伤、擦伤、裂伤等）、皮肤炎症、疔疮、疖肿、脓肿、不明肿块，以及有伤口瘢痕等局部。

（2）有明显的感染性疾病，如骨结核、骨髓炎、蜂窝织炎、丹毒等。

（3）有急性传染病，如猩红热、水痘、病毒性肝炎、肺结核、梅毒等。

（4）有出血倾向的疾病，如血小板减少性紫癜、白血病、血友病、再生障碍性贫血、过敏性紫癜等，以及正在出血和内出血的部位禁用推拿手法，因手法刺激后可导致再出血或加重出血。

（5）骨与关节结核和化脓性关节炎局部应避免推拿，以及肿瘤、外伤骨折、脱位等不明疾病。

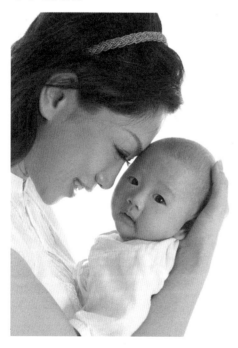

（6）严重的心、肺、肝、肾等脏器疾病。

（7）有严重症状但诊断不明确者。

需要强调的是，许多危急重症，虽然并非小儿推拿禁忌证，但恐延误病情，耽误救治时机，也不宜单独选择，如心、肝、肾脏衰竭，以及高热、哮喘发作期、昏厥、休克、骨折、腹泻、呕吐等。

更需要强调的是，作为一种治疗方法，小儿推拿虽适用于多种疾病，但也不是万能的：有些病仅靠小儿推拿就能很好地防治；有些病可运用小儿推拿，但需要配合其他治疗方法；有些病，小儿推拿的主要作用在于调理体质，提高生命质量。

父母推拿时应注意的 8 大细节

在我们美好的想象中，给宝宝做推拿应该是温馨的，父母轻柔地抚摩宝宝，宝宝安静地配合。但是，现实情况很可能是宝宝哭闹不停，或者动来动去，完全无视你在做一件极其认真的事情。所以，父母在给宝宝做推拿时，应注意以下几方面，使宝宝愉快地接受。

（1）推拿的房间应选择避风、避强光、安静的房间，室内要保持清洁卫生，温度适宜，保持空气流通，推拿后注意保暖避风寒，忌食生冷食物。

（2）保持双手清洁，推拿前洗手，并且不能佩戴戒指、手镯、手表等影响推拿的

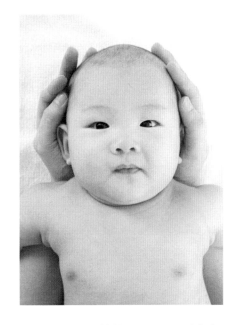

饰物。经常修剪指甲，刚剪过的指甲，要用指甲锉锉平，保持指甲圆滑，以免损伤宝宝肌肤。天气寒冷时，保持双手温暖，避免宝宝因此着凉而加重病情。

（3）推拿时间应根据宝宝年龄大小、病情轻重、体质强弱及手法的特性而定。一般每次操作时间为 10 ~ 20 分钟。时间太短，达不到刺激量；时间太长，恐宝宝哭闹，不配合。慢性病每日操作 1 次，或每周 2 ~ 3 次，以周或月为疗程。急性病可每日操作 1 ~ 2 次，1 ~ 3 日为一疗程。

（4）推拿顺序一般遵循先头面，次上肢，再胸腹腰背，后下肢的操作顺序。也可从上肢开始，或根据病情先做重点部位。上肢部穴位，习惯只推一侧，无男女之分；其他部位的双侧穴位，两侧均可。

（5）推拿手法要轻快，"轻"指力度，"快"指频率。小儿肌肤柔弱，脏腑娇嫩，不耐重力，所以手法必须轻。因为轻，要想在有限时间内达到有效刺激，就必须快。成人推拿频率多为 120 次 / 分钟左右，小儿推拿要求轻而不浮，频率多在 200 次 / 分钟

左右。虽然手法轻刺激弱，但由于频率快，连续作用于经穴，因此最终仍可达到刺激量，发挥治疗作用。

（6）治疗时可配合推拿介质，如滑石粉、生姜汁等，既可润滑皮肤，防止擦破皮肤，又可提高治疗效果。

（7）宝宝过饥或过饱，均不利于推拿疗效的发挥，最佳的小儿推拿时间宜在饭后1小时进行。在宝宝哭闹时，应先安抚宝宝再进行推拿。推拿应避免在宝宝熟睡时进行。"人卧则血归于肝"，气行缓慢，穴位经络相对静止闭合，故醒后推拿疗效更好。

（8）推拿时应注意宝宝体位，以小儿舒适为宜，既能消除小儿恐惧感，又便于操作。推拿时，要随时观察宝宝的反应。

第二章

轻快柔和的推拿手法，用双手守护健康

　　小儿穴位具有点、线、面三方面的特点，因此小儿推拿手法既有与成人推拿手法相同之处，又有其独立于成人推拿手法之外的特殊操作方法。小儿推拿手法包括单式和复式手法两种。单式手法是最常用的基础手法，复式操作法是一种组合式操作手法，为小儿推拿所特有。

　　小儿的生理病理特点决定了小儿推拿手法的技术要求是必须做到轻快柔和、平稳着实、补泻分明。

常见单式手法

● 推法

　　以拇指或食、中两指的螺纹面着力，在小儿体表上做直线或回旋移动，称为推法。根据操作方向的不同，可分为直推法、旋推法、分推法。

直推法：用拇指螺纹面或桡侧，或者用食指、中指螺纹面在穴位上做直线推动。频率多在 200 次 / 分钟左右。

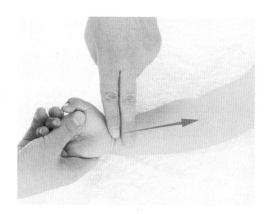

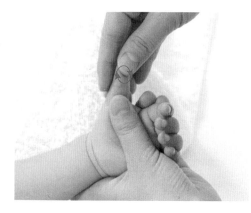

旋推法：用拇指螺纹面在穴位上做顺时针或逆时针旋转的手法。频率较快，可达160 ~ 260 次 / 分钟。顺时针为补，逆时针为泻。

分推法：用两手拇指螺纹面或桡侧面，从穴位向两旁推动，推动的轨迹呈 "←○→"或 "↙○↘"。该手法要求轻快而不滞，频率为 120 ~ 200 次 / 分钟。

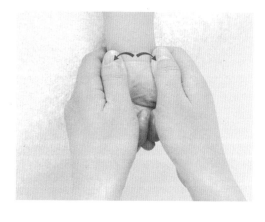

● 揉法

　　揉法是在穴位或某一部位上做顺时针或逆时针方向的回旋揉动，并带动皮下组织一起揉动。根据着力部位的不同，可分为单指揉、多指揉、掌根揉和鱼际揉（多用在面部）等。揉法要求轻柔和缓，操作时，着力部位不能与小儿皮肤发生摩擦运动，也不能用力下压。频率一般为每分钟100～200次。

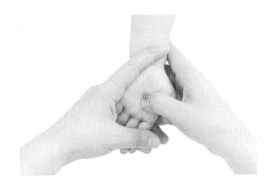 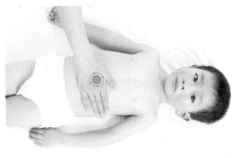

指揉法：多用于点状穴位，常与掐、按、点等法结合，形成3揉1掐（点、掐）等定式。

掌揉法：多用于腹部，消散力强，是治疗小儿腹痛、腹胀、食积、便秘等的重要方法。

● 按法

　　稍大面积的垂直下压为按法，多用指腹和掌根操作，可逐渐用力向下按压，按而留之或一压一放地持续进行。

　　操作时，按压的方向要垂直向下，按压的力量要由轻到重，逐渐增加，平稳而持续，不能移动。按法结束时，不宜突然撤力，而应逐渐减轻按压的力量。

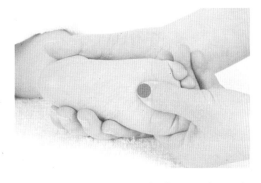

指按法：接触面积小，刺激强，适用于穴位及痛点。

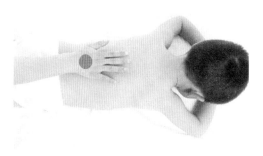

掌按法：接触面积大，压力亦大，适用于腰背、脊柱和腹部。

• 摩法

　　力度较轻且不带动皮下组织的环形运动为摩法。可分为单指摩法、多指摩法和掌摩法。采用多指摩法时，手指应注意并拢。

　　摩法较为轻柔，最易被幼儿所接受。指摩法和掌摩法主要适用于胸腹部。摩中脘、摩腹能消食化积行气，用于脘腹胀满、肠鸣腹痛等。

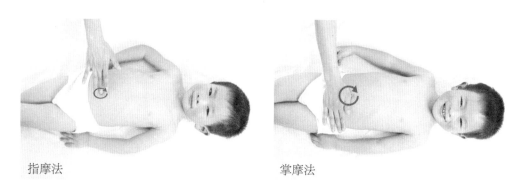

指摩法　　　　　　　　　　　　掌摩法

• 掐法

　　以拇指爪甲切掐小儿的穴位或部位，称为掐法。掐法是强刺激手法之一，掐时应当缓慢用力，掐后常继用揉法，以缓解不适感。

　　掐法不宜反复长时间应用，更不能掐破皮肤。适用于头面部和手足部的穴位，常用于急救醒神，如掐人中、掐合谷、掐老龙、掐精威、掐五指节等。

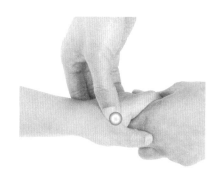

● 捏法

捏法在小儿推拿中主要用于脊柱，故又特指捏脊法。捏法分二指捏和三指捏两种。

二指捏是用食指指侧横抵在皮肤上，拇指放在旁边的皮肤处，两个手指共同捏拿肌肤，边捏边交替前进。

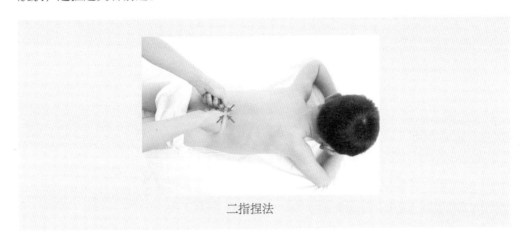

二指捏法

三指捏是用两拇指指面的前 1/3 处或指面的桡侧缘着力顶住脊柱两旁的肌肤，食指、中指的指面前按，三指同时用力将该处的皮肤捏住并提拿，双手交替用力捻动推行，自下而上、一紧一松地挤压。

捏起皮肤多少及提拿力度要恰当。捏得太紧，则动作呆滞不易向前推进，捏得太松，则不易提起皮肤易滑脱。传统上为从下向上捏，双手交替用力，从龟尾向上推进，直至大椎。

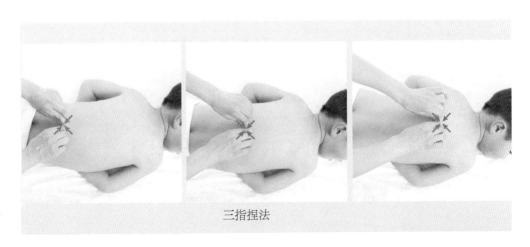

三指捏法

● 运法

以拇指螺纹面或食、中指的螺纹面在一定穴位和部位上做环形或弧形移动，称为运法。有拇指运或食、中、无三指运等法。运法多用于弧线形穴位或圆形面状穴位，弧形运作可始终沿一个方向，也可来回运作。

运法的操作较推法和摩法轻而缓慢，幅度较旋推法大。运法的方向常与补泻有关，操作时应视病情需要而选用。古人谓"宜轻不宜重，宜缓不宜急"，频率为80～120次／分钟。

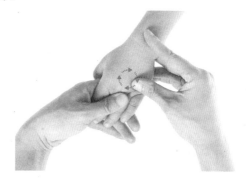

● 拿法

捏住某一部位或穴位处的肌筋，逐渐用力内收，并做一紧一松的拿捏动作，称为拿法。分为拇指与食、中二指的三指拿，拇指与其余四指的五指拿。

其动作要领为：沉肩、垂肘，朝后上方同时或交替拿起，快拿快放，节奏感强。由于拿法的刺激较强，因此一般用掌继以揉摩手法，以缓解拿后的不适。

拿法为重要的放松手法，主要适用于颈项、肩部、腹部、四肢部，用于肢体疼痛、强直，肩背酸楚等，如拿颈肩部。

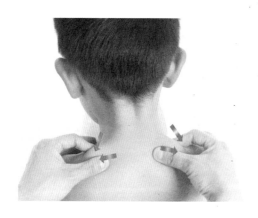
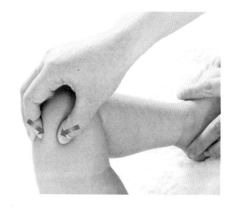

● 捣法

有节奏地敲击穴位的方法称为捣法。常以中指指端，或食、中指屈曲的指间关节着力，故实为"指击法"或"叩点法"。

操作前将指甲修剪圆钝，以免损伤小儿肌肤。捣击时，应注意部位的固定和取穴的准确性，发力要稳，快落快起，而且要有弹性。一般要有节奏地叩击穴位 5 ~ 20 次。

捣法常用于点状穴区，特别是四肢关节处，如捣小天心。

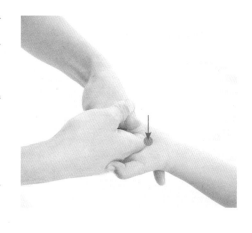

● 擦法

以手在小儿体表做直线往返摩擦运动，并使之产生一定热量，称为擦法。根据着力部位不同，可分为掌擦法、大鱼际擦法（也称鱼际擦法）、小鱼际擦法（也称侧擦法）、指擦法（拇指或食、中、无名指的螺纹面）等。

操作时，以局部透热为度，频率约为每分钟 100 次。注意不能强用压力，以免擦伤皮肤，且擦后所擦部位不可再使用其他手法。

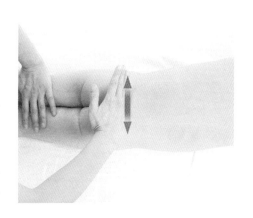

● 搓法

在夹持基础上来回运动为搓法。其手法为：用双手掌夹持小儿一定部位，如上肢、下肢、胸廓和胁肋等，相对用力，快速搓揉，并做上下往返移动。

其动作要领为：双手着力部位要对称，夹持松紧适度，双手用力均衡，搓动要快，移动要慢，动作要灵活而连续。

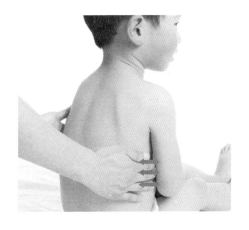

● 捻法

用拇指和食指指面相对，夹住施行部位，做对称的揉搓动作，称为捻法。

捻法动作要领为：着力要对称，捻动时要灵活、快速，状如捻线；用力要均匀、柔和，上下、左右移动要慢，要有连贯性。做到紧捻慢移。

● 摇法

为小儿肩、肘、腕关节及膝等关节做被动性的环形旋转运动，称为摇法。操作时，以一手托住或握住关节近端，另一手握住关节远端，双手协调，做相反方向的环转运动。

摇动范围由小至大，频率由慢渐快，力量由轻到重，幅度在生理范围内。

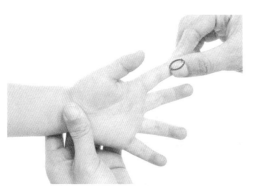
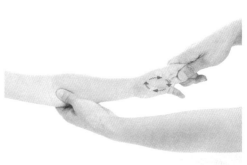

常见复式手法

● 黄蜂入洞

操作时，以一手轻扶小儿的头部，使头部得以固定，另一手的食指、中指的指端紧贴在小儿两鼻孔下缘处，以腕关节为主动，带动两指指端做反复、不间断揉动，每次操作20～30次。

此手法有发汗解表、宣肺通窍的功效，常用于感冒风寒、鼻塞流涕、恶寒无汗等。

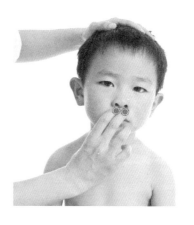

● 二龙戏珠

用左手握住宝宝右手，使掌心向上，前臂伸直，右手食指、中指自宝宝总筋外，以指端交互向前按之，直至曲池，按 20 ～ 30 次。

二龙戏珠性温和，能调阴阳，既能通阳散寒，又能退热震惊，常用于治疗四肢抽搐、惊厥等症。

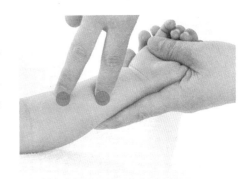

● 猿猴摘果

两手食、中二指夹持小儿两耳尖上提 3 ～ 6 次；夹持两耳垂向下牵拉，如猿猴摘果状。反复操作 1 分钟。

此手法可健脾行气、化痰、镇惊，用于小儿惊惕、夜啼、四肢抽搐、饮食积滞等。

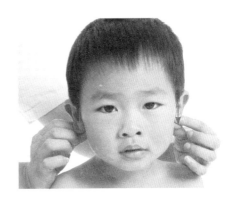

● 苍龙摆尾

小儿取仰卧位或坐位，父母坐其身前一侧，一手拿住小儿食、中、无名三指，另一手自小儿总筋穴至肘部来回搓揉几遍。然后，一手托小儿肘部，一手拿捏三指，拔伸数下，并左右摆动，似双龙摆尾之状，摇动 20 ～ 30 次。

此手法可行气，开通闭结，用于小儿大便秘结。

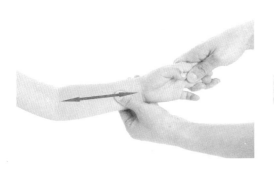
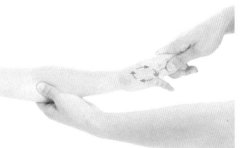

• 凤凰展翅

双手食、中二指夹持固定小儿的手腕，两拇指分别掐于精宁、威灵二穴，在掐穴的同时，上下翻动腕关节，如凤凰展翅之状，操作1分钟。《小儿推拿经·手法》载："掐精宁、威灵二穴，前后摇摆之，治黄肿也。"

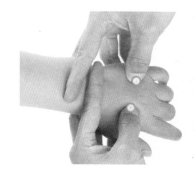

• 赤凤点头

用左手握住宝宝手部，右手捏住宝宝中指上下摇动，如赤凤点头状，摇20～30次。

此手法可通关顺气、补血宁心、定喘息，常用于治疗心悸、失眠、口疮、喘息等症。

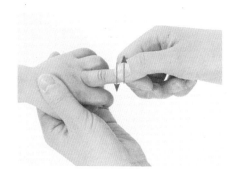

• 水底捞月

小儿掌面向上，用冷水滴入其掌心，用左手握持小儿手掌，以右手拇指从小儿的小指根沿小鱼际推运至小天心，再转入内劳宫。边推边用口对着掌心吹凉气，水干后再蘸水运，反复30～50次。

此手法性寒凉，用于各种热证。

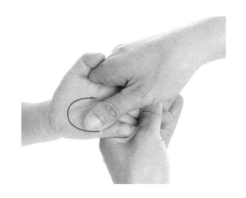

• 打马过天河

小儿取坐位或仰卧位。父母坐其前旁，使其掌心向上，一手拇指按于内劳宫，另一手食、中二指从腕横纹循天河向上拍打（亦可用弹法）至肘横纹，红赤为度。

打马过天河可清热通络，行气活血，用于治疗高热、烦渴，以及手臂痛和关节不利等症。

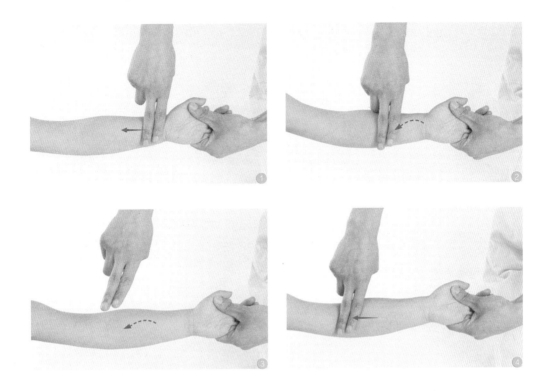

· 运土入水、运水入土

从拇指指腹脾土穴起，沿手掌边缘，经大鱼际、小天心、小鱼际运至小指指腹肾水穴处，单方向反复推运 100 ~ 300 次，此为运土入水。反方向即为运水入土。

运土入水用于土盛水枯之症，如尿频、尿痛、尿赤，热秘、吐泻等。运水入土用于水盛土枯之症，如泄泻、虚秘、腹胀等。

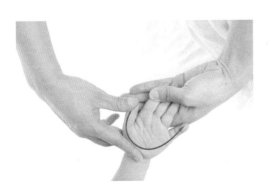
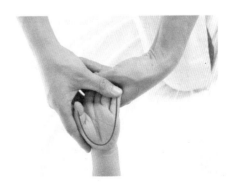

● 黄蜂出洞

　　一掐中指心经，3～9次；二掐内劳宫，3～9次；三捣小天心，30～40次；四掐总筋，3～9次；五从总筋穴起分推手阴阳：此为1遍，操作3～9遍。

　　黄蜂出洞手法发汗解表、定惊，常用于外感风寒、惊风、夜啼等症。

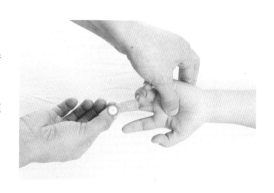

● 头面四大手法（开门见山）

　　以两拇指交替从小儿眉心直上推向前发际，继而从印堂向两侧分推，顺势揉或运太阳穴，最后掐揉耳后高骨。

　　此手法可调和阴阳、祛风解表、镇惊通窍。用于头面诸疾，可健脑益智等，操作时间稍长。

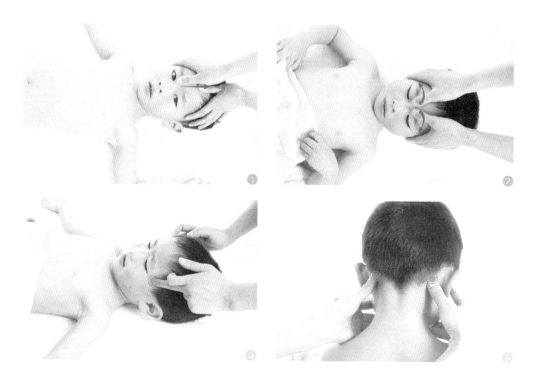

第三章

找准穴位，
宝宝特效穴很奇妙

　　手法和穴位是小儿推拿的核心。传统穴位均属点状穴，小儿推拿也广泛运用点状穴位，但同时还独创了许多特定的点状穴位，如精宁、威灵等。此外，小儿推拿特定穴位有线状和面状，如天河水等是线状穴位，丹田、八卦、五经穴等是面状穴位。

　　宝宝身上的穴位很多，初次见识这么多，很难做到每一个都过目不忘。其实，每个穴位都有独特的"个性"，都有非常符合自己"气质"的名字，更有着久居不迁的"住址"。在实践中多运用几次，用之则熟，熟则能生巧，这样，记住它们就像记住自家的门牌号一样简单了。

头面部常用穴位

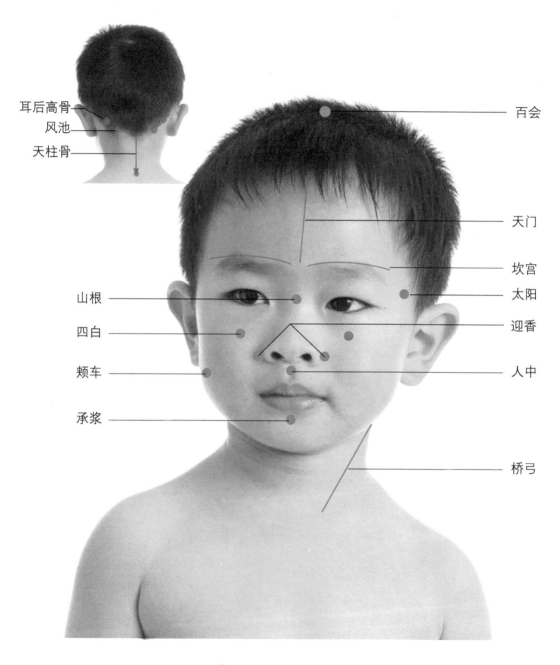

耳后高骨

风池

天柱骨

百会

天门

坎宫

山根

太阳

四白

迎香

颊车

人中

承浆

桥弓

👣 头面部常用穴位总图

● 百会

定 位： 前发际正中直上 5 寸。耳尖直上，头顶
　　　　正中。两耳耳尖连线与头顶正中线的交
　　　　点处，按压有凹陷。

操 作： 一手固定小儿头部，另一手以拇指端按
　　　　30 ~ 50 次或揉 100 ~ 200 次，称按百
　　　　会或揉百会。

功 效： 安神镇惊，升阳举陷，开窍明目。

应 用： 常用于治疗惊风、烦躁、久泻、脱肛、
　　　　遗尿等症。

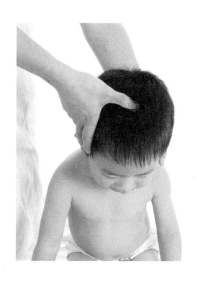

● 天门

定 位： 两眉正中至前发际，呈一直线。

操 作： 两拇指指腹交替自下而上直推 30 ~ 50 次，称开天门，又称推攒竹。

功 效： 疏风解表，开窍醒脑，畅通鼻窍，调节阴阳。

应 用： 常用于外感发热、头痛以及各类鼻炎、目疾等症。并与推坎宫、运太阳、掐揉
　　　　耳后高骨构成"头面四大手法"。

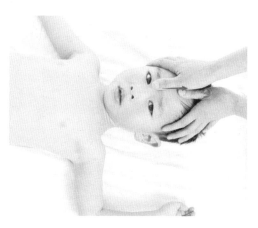
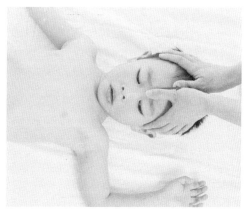

● 坎宫

定　位：自眉心起至眉梢，呈一横线，左右对称。

操　作：两拇指指腹自眉心向两侧眉梢同时做分推 30～50 次，称推坎宫。

功　效：疏风解表，明目醒脑，止头痛。

应　用：常用于外感发热、头痛及各种目疾。

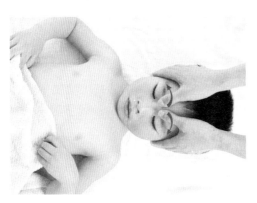
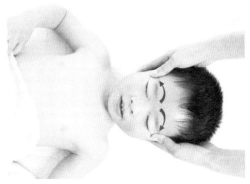

● 太阳

定　位：眉梢与外眼角连线中点后凹陷处。

操　作：以两拇指桡侧自前向后直推，30～50 次，称推太阳；用中指指端揉该穴 30～50 次，称揉太阳；如在太阳穴用运法，称运太阳。

功　效：疏风解表，清热明目，止头痛。

应　用：推太阳主要用于外感发热，也长于治疗小儿汗证、夜啼、遗尿、小便频数、癫痫等。

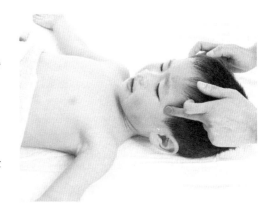

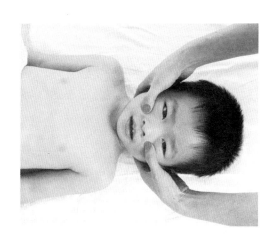

● 四白

定 位：两目平视正前方，瞳孔直下1
　　　　寸许。

操 作：以两拇指或中指指腹点按
　　　　1～2分钟。

功 效：明目，润燥，养颜。

应 用：用于近视、弱视、斜视、干
　　　　眼症、迎风流泪、畏光。

● 山根

定 位：两目内眦连线中点，鼻根低凹处。

操 作：用拇指指甲掐3～5次，称掐山根。

功 效：开关窍，治惊风，醒目定神。

应 用：治疗惊风、昏迷、抽搐等症。

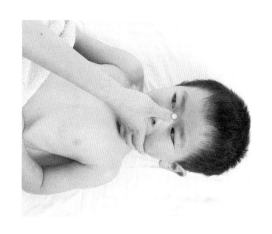

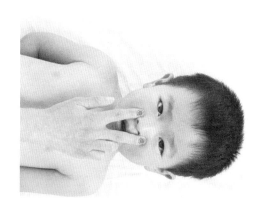

● 迎香

定 位：平鼻翼外缘0.5寸，鼻唇沟中。

操 作：用食指、中指分别按揉二侧穴
　　　　20～30次，称揉迎香。

功 效：宣肺气，通鼻窍，摄涕。

应 用：治疗伤风感冒或慢性鼻炎等引起
　　　　的鼻塞、流涕、喷嚏、呼吸不畅等。

人中

定 位：上嘴唇人中沟上 1/3 与下 2/3 交
　　　界处。

操 作：用拇指指甲掐 5 ~ 10 次或苏醒后
　　　即止，称掐人中。

功 效：醒神开窍。

应 用：急救要穴，用于人事不省、窒息、
　　　惊厥或抽搐，也用于流涎、睡中
　　　磨牙、扁桃体肿大等。

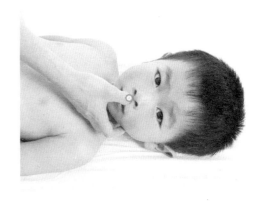

颊车

定 位：下颌角前上方一横指，用力咬牙时，咬肌
　　　隆起处。

操 作：用拇指按 5 ~ 10 次或用中指揉 30 ~ 50 次，
　　　称按牙关或揉牙关。

功 效：开窍醒神，疏风止痛，利牙关，解痉挛，
　　　止流涎。

应 用：用于牙周疾病，有健齿之功；用于各种抽动、
　　　闭证、痉证、牙关紧闭（按法）、口眼歪斜（揉
　　　法）等；用于多动、睡中啮齿、抽动秽语
　　　综合征、面瘫等。

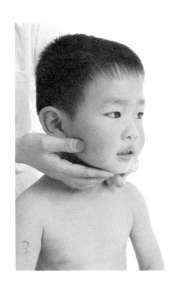

承浆

定 位：下唇下，当颏唇沟正中凹陷处。

操 作：或掐，或揉。掐 3 ~ 5 次，揉 1 ~ 2 分钟。
　　　或揉 3 次掐 1 次，1 ~ 2 分钟。

功 效：生津敛液，舒筋活络。

应 用：用于口燥咽干、口舌生疮、鹅口疮、
　　　流涎不止、口歪、齿痛等。

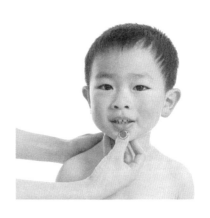

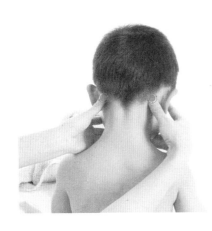

耳后高骨

定 位：耳后乳突后缘高骨下凹陷中。

操 作：两拇指或中指指端揉 30 ～ 50 次，称揉高骨。

功 效：疏风解表，镇静安神，定惊。

应 用：常用于感冒头痛，亦长于改善小儿睡眠，治惊风、夜啼、耳鸣耳聋、中耳炎等。

风池

定 位：在枕骨下，当胸锁乳突肌与斜方肌上端之间的凹陷处，左右各一。

操 作：可点，可揉，可拿。拿颈夹脊为先定点拿风池 5 ～ 10 下，后从上至下拿捏至大椎平面。

功 效：发汗解表，祛风散寒。

应 用：用于外感疾病和头目诸疾，并能增强适应能力和体质。

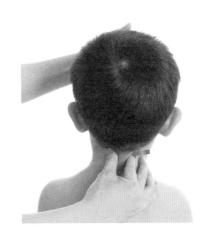

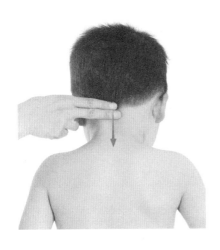

天柱骨

定 位：颈后发际正中至大椎穴，呈一直线。

操 作：用拇指或食、中指指腹自上向下直推 100 ～ 300 次，称推天柱骨以皮肤潮红为度。

功 效：降逆止呕，祛风散寒，清热。

应 用：作为清法的代表，治疗风热感冒、风热咳嗽、肺热喘证、咽喉不利、咽痛等；作为降法代表，治溢乳、恶心呕吐、呃逆嗳气、头痛头晕等。

● 桥弓

定位：在颈部两侧，起于耳后乳突，沿胸锁乳突肌斜向走行的直线。

操作：一手扶小儿头部使之偏向一侧，另一手食、中、无名三指并拢，垂直于胸锁乳突肌，从耳后缓缓向前、向下方推进，直到天突旁，左右各推10次。亦可拿桥弓1～3次。

功效：推桥弓平肝潜阳息风，拿桥弓提神醒脑。

应用：推桥弓用于头痛、眩晕、惊风、呕吐等；拿桥弓用于神疲、乏力、头昏、健忘等。用于治疗小儿肌性斜颈时，也可用揉捏的方法。

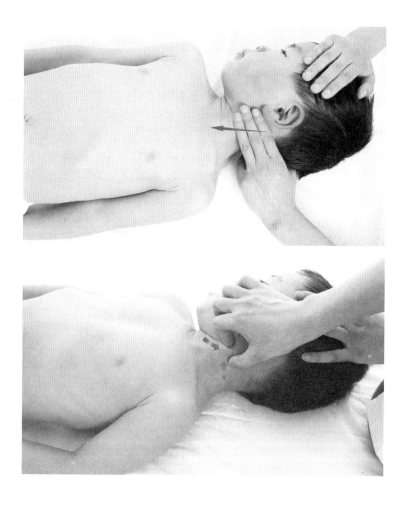

上肢部常用穴位

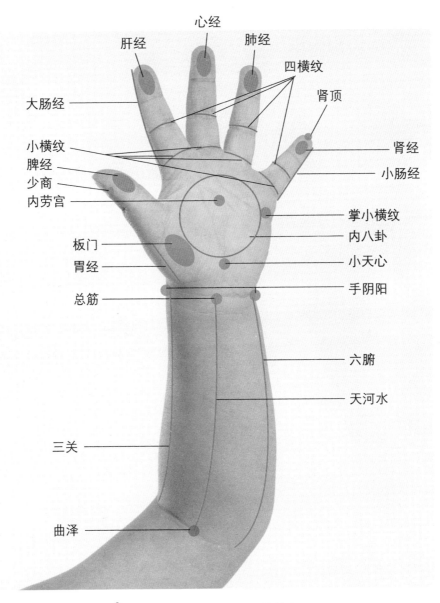

肝经

心经

肺经

四横纹

肾顶

大肠经

小横纹

脾经

少商

内劳宫

肾经

小肠经

掌小横纹

内八卦

小天心

手阴阳

板门

胃经

总筋

六腑

天河水

三关

曲泽

🦶 上肢内侧与手掌常用穴位总图

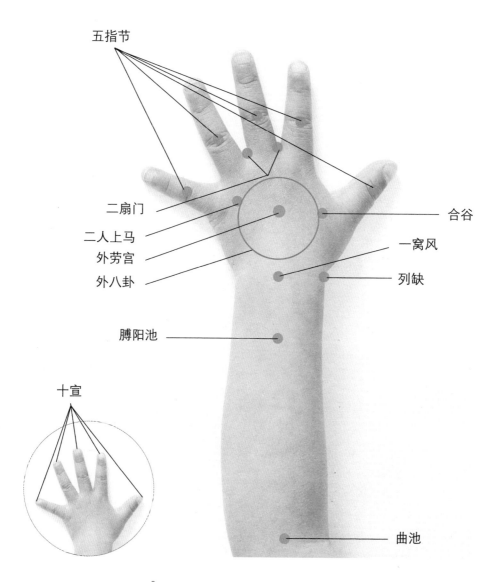

五指节

二扇门

二人上马

外劳宫

外八卦

膊阳池

十宣

合谷

一窝风

列缺

曲池

🦶 上肢外侧与手背常用穴位总图

● 脾经

定 位：拇指末节螺纹面或拇指桡侧缘由指尖至
指根呈一直线。

操 作：以拇指指腹旋推小儿拇指指腹，或将小
儿拇指屈曲，循小儿拇指桡侧缘由指尖
向指根方向直推 100 ～ 500 次，称补
脾经。以拇指从指尖向指根方向直推小
儿拇指螺纹面，或自小儿拇指桡侧缘由
指根向指尖方向直推 100 ～ 500 次，
称清脾经。往返推为平补平泻，称清补
脾经。三者统称为推脾经。

功 效：补脾经，健脾胃，补气血。清脾经，清
热利湿，化痰止呕。清补脾经，和胃消
食，增进食欲。

应 用：用于腹泻、便秘、痢疾、食欲缺乏、黄
疸等。

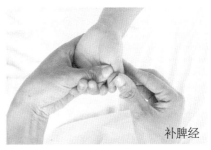

补脾经

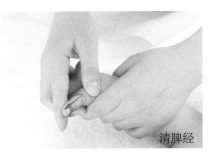

清脾经

● 肝经

定 位：食指末节螺纹面或食指掌面由指尖至指
根呈一直线。

操 作：以拇指螺纹面旋推小儿食指螺纹面，
或沿整个食指掌面自指尖推向指根
100 ～ 500 次，称补肝经。以拇指指
端自食指指尖向指根方向直推食指螺纹
面，或沿整个食指掌面自指根推向指尖
100 ～ 500 次，称清肝经。两者统称为
推肝经。

功 效：平肝泻火，息风镇惊，解郁除烦。

应 用：清肝经常用于惊风、抽搐、烦躁不安、
五心烦热等。

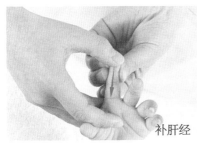

补肝经

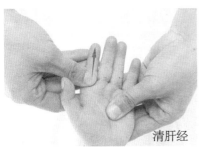

清肝经

● 心经

定 位： 中指末节螺纹面或中指掌面由指尖至指
根呈一直线。

操 作： 以拇指螺纹面旋推小儿中指螺纹面，
或沿整个中指掌面自指尖推向指根
100 ~ 500 次，称补心经。以拇指指
端自中指指尖向指根方向直推中指螺纹
面，或沿整个中指掌面自指根推向指尖
100 ~ 500 次，称清心经。两者统称
为推心经。

功 效： 清热退心火。

应 用： 常用于心火亢盛所致高热神昏、面赤口
疮、小便短赤等。

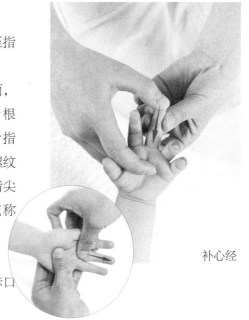

补心经

● 肺经

定 位： 无名指末节螺纹面或无名指掌面由指
尖至指根呈一直线。

操 作： 以拇指螺纹面旋推小儿无名指末节螺
纹面，或沿整个无名指掌面自指尖推
向指根 100 ~ 500 次，称补肺经。以
拇指指端自无名指指尖向指根方向直
推无名指螺纹面；或沿整个无名指掌
面自指根推向指尖 100 ~ 500 次，称
清肺经。两者统称为推肺经。

功 效： 补肺经，补肺气。清肺经，宣肺清热，
疏风解表，止咳化痰。

应 用： 补肺经常用于虚性咳喘、遗尿、自汗、
盗汗等。清肺经常用于脏热喘咳、感
冒发热、便秘等。

补肺经

• 肾经

定位：小指末节螺纹面或小指掌面稍偏尺侧由指尖至指根呈一直线。

操作：以拇指螺纹面旋推小儿小指末节螺纹面；或沿整个小指掌面自指根直推向指尖100～500次，称补肾经。以拇指指端自小指指尖向指根方向直推小指螺纹面；或沿整个小指掌面自指尖直推向指根100～500次，称清肾经。两者统称为推肾经。

功效：补肾经，补肾益脑，温养下元。清肾经，清利下焦湿热。

应用：补肾经常用于先天不足、久病体虚、肾虚久泻、多尿、遗尿、虚汗、喘息等症。清肾经常用于治疗膀胱蕴热、小便赤涩、腹泻等病症。

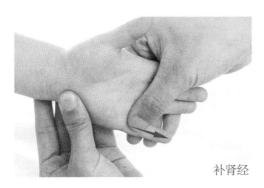

补肾经

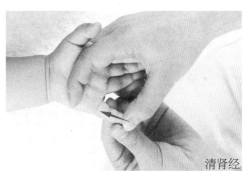

清肾经

• 五经

定位：拇、食、中、无名、小指末节螺纹面依次为脾经、肝经、心经、肺经和肾经。

操作：以拇指或中指指端由小儿拇指尖至小指尖做运法，或用拇指指甲逐一掐揉，运50～100次，掐揉各3～5次，称运五经和掐揉五经；一手持小儿手掌，另一手拇指置小儿掌背，其他四指在小儿掌面，同时向指端方向直推50～100次，称推五经。

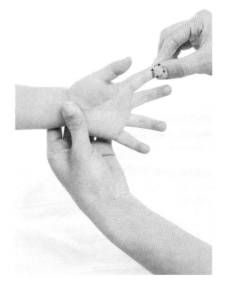

功效：健脾，疏肝，宁心，润肺，温肾。

应用：治疗相应脏腑病症。

胃经

定位： 掌面，拇指第一掌骨桡侧缘，赤白肉际。

操作： 以拇指螺纹面或桡侧自小儿大鱼际桡侧缘从指根向掌根方向直推100～500次，称补胃经。以拇指螺纹面或桡侧自小儿大鱼际桡侧缘从掌根向拇指指根方向直推100～500次，称清胃经。两者统称推胃经。

功效： 补胃经，健脾胃，助运化。清胃经，清热化湿，和胃降逆，除烦止渴。

应用： 治胃热所致之牙痛、口臭、口疮、消谷善饥等；治胃气上逆之证，如呕吐、嗳气、呃逆；治腑气不通之大便秘结、腹胀、胃脘疼痛等。

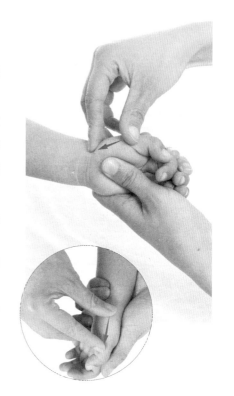

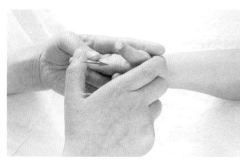

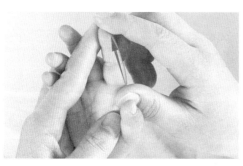

大肠经

定位： 食指桡侧缘，自指尖至指根呈一直线。

操作： 由指尖推向指根，称补大肠经；指根推向指尖，称清大肠经；来回推，称调大肠经。均100～500次。

功效： 调理肠道，涩肠止泻，清热利湿通便。

应用： 腹泻、脱肛、痢疾或久痢、小腹冷痛、疝痛等。也用于胎黄、湿疹、肠胀气、肠鸣、便秘等。

• 小肠经

定位: 小指尺侧边缘，自指尖至指根呈一直线。

操作: 自指尖向指根直推为补小肠经；反之为清小肠经。推 100 ～ 500 次，临床以清法为主。

功效: 清热利尿，分清别浊。

应用: 补小肠经常用于下焦虚寒，多尿，遗尿，常与补脾经、补肺经、补肾经、揉丹田、揉肾俞、擦腰骶部合用。清小肠经多用于小便短赤不利、尿闭、水泻等症，若心经有热，移热于小肠，配合清天河水，可加强清热利尿的作用。

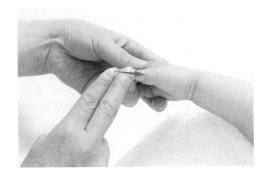

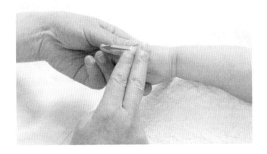

• 肾顶

定位: 小指顶端。

操作: 以中指或拇指指腹着力，或按揉，或推，或掐。揉 1 ～ 3 分钟，推 1 分钟，掐 10 次。

功效: 收敛元气，同表止汗，补肾壮骨。

应用: 常用于自汗、盗汗或大汗淋漓不止等症。

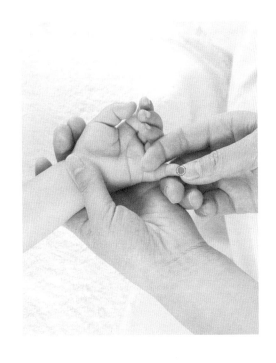

● 内劳宫

定 位：手掌正中央，屈指时中指端与无
　　　名指端之间中点。

操 作：以拇指端或中指端揉100 ～ 300
　　　次，称揉内劳宫；运法为水底捞
　　　月法，详见复式操作。

功 效：清热，凉血，镇惊，清虚热。

应 用：清法代表，治各种发热，常用于
　　　治疗心经有热所致口舌生疮、发
　　　热、烦渴等症。

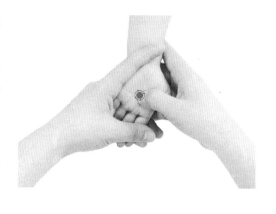

● 小天心

定 位：大小鱼际交接处凹陷中。

操 作：使小儿掌心向上，以一手中指端揉100 ～ 150次，称揉小天心；以拇指指甲
　　　掐3 ～ 5次，称掐小天心；用中指尖或屈曲的指间关节捣10 ～ 30次，称捣
　　　小天心。

功 效：通经络，疏风解肌，清热利尿，镇惊，明目。

应 用：用于感冒无汗或汗出不畅，以及如斜视、近视、弱视等眼目诸疾。可治惊风，
　　　也用于黄疸、遗尿、水肿等。

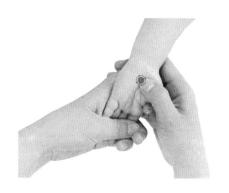
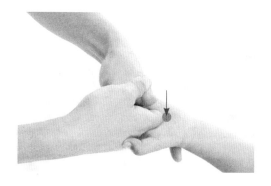

● 总筋

定位：掌后腕横纹中点。

操作：以拇指端按揉掌后腕横纹中点 100 ～ 300 次，称揉总筋；用拇指指甲掐 3 ～ 5 次，称掐总筋。

功效：揉法清心经热，散结止痉，通调周身气机。掐法镇惊止痉。

应用：用于急慢惊风、夜啼、多动症、抽动症、睡中磨牙、异常瞬目、口舌生疮等。

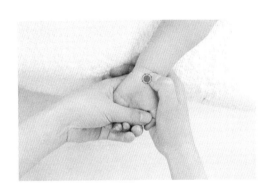
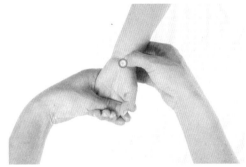

● 四横纹

定位：手掌面，食、中、无名、小指第一指间横纹。

操作：有掐四横纹与推四横纹之分。一手持小儿四指固定，另一手拇指指甲自食指横纹至小指横纹依次掐 3 ～ 5 次，称掐四横纹；或一手将小儿四指并拢用另一手拇指螺纹面从小儿食指横纹处推向小指横纹处，推 100 ～ 300 次，称推四横纹。

功效：掐法退热除烦，散瘀结。如果宝宝出现积食且舌苔白厚，用掐四横纹手法非常有效。推法化积消疳。

应用：用于胃痛、腹痛、疳积、腹胀、厌食等。

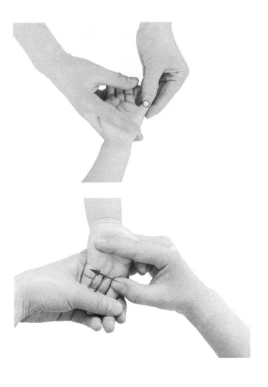

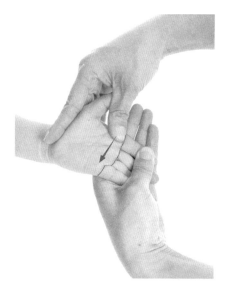

● 小横纹

定 位：手掌面，食、中、无名、小指掌指关节
　　　横纹处。

操 作：以拇指指甲自食指横纹至小指横纹依次
　　　掐 3～5 次，称掐小横纹；或将小儿四
　　　指并拢，用拇指桡侧从食指横纹处推向
　　　小指横纹处，推 100～150 次，称推小
　　　横纹。

功 效：掐法退热，消胀散结。推法治疗肺部干
　　　性啰音。

应 用：用于烦躁、发热、口疮、流涎等。

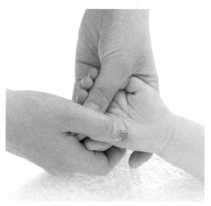

● 掌小横纹

定 位：掌面小指根下，尺侧掌纹头。

操 作：以中指或拇指指端按揉 100～500 次，
　　　称揉掌小横纹。

功 效：清热散结，宽胸宣肺，化痰止咳。

应 用：此穴是治百日咳、肺炎的要穴，可治疗
　　　肺部湿性啰音，用于胸闷、气急、咳嗽、
　　　痰喘、咽喉不利、鼻窍不通等。

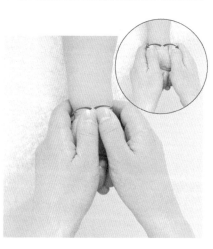

● 手阴阳

定 位：腕横纹两端，桡侧为阳池，尺侧为阴池，
　　　合称手阴阳。

操 作：两拇指自总筋向两旁分推，称分推手阴
　　　阳；反之，称合手阴阳。各推 30～50 次。

功 效：分推手阴阳平衡阴阳，调和气血，行滞
　　　消食。合手阴阳行痰散结。

应 用：长于治疗汗证、寒热往来、夜啼等。

● 内八卦

定 位： 以掌心为圆心，从圆心至中指根横纹的
2/3 处为半径之圆周。

操 作： 用运法，顺时针方向运 1 ~ 3 分钟，称
顺运内八卦；逆时针方向运 1 ~ 3 分钟，
称逆运内八卦。

功 效： 顺运行气消积、化痰、平喘；逆运降逆。

应 用： 顺运用于胸闷、腹胀、咳嗽、气喘、厌
食等。逆运用于呕吐。

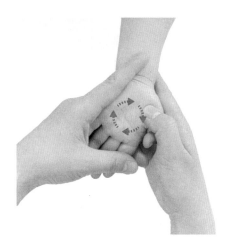

● 板门

定 位： 手掌大鱼际平面。

操 作： 以拇指端揉小儿大鱼际平面，揉 50 ~ 100 次，称揉板门或运板门。用推法自
指根推向腕横纹 100 ~ 300 次，称板门推向横纹；反向推 100 ~ 300 次，称
横纹推向板门。

功 效： 揉板门健脾和胃、消食化滞。板门推向横纹止泻，横纹推向板门止吐。

应 用： 板门为脾胃之门，用于食欲不振、嗳气、腹胀、腹痛、泄泻、呕吐等。

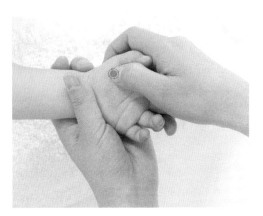

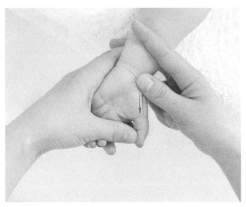

● 十宣

定 位: 十指尖，指甲内赤白肉际处。两手共 10 个穴位。

操 作: 使小儿手掌向外，手指向上，以拇指指甲逐指掐之，称掐十宣，各掐 3 ~ 5 次，或苏醒后即止，称掐十王。

功 效: 清热，醒神，开窍。

应 用: 用于急救，尤其是中暑、高热神昏、惊厥等，以及发热、口疮、心烦等。

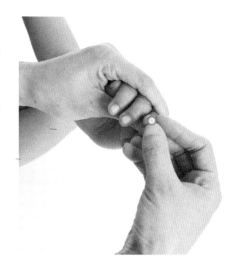

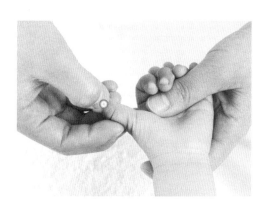

● 少商

定 位: 拇指桡侧指甲角旁约 0.1 寸。

操 作: 以拇指甲掐穴位处，掐 3 ~ 5 次，称掐少商。

功 效: 清热，开窍，利咽。

应 用: 用于咽喉肿痛、咽干咽痒、扁桃体肿大、咳嗽、鼻衄（流鼻血）等。

● 一窝风

定 位: 手背腕横纹正中凹陷处。

操 作: 以中指或拇指端按揉穴处，揉 100 ~ 300 次，称揉一窝风。

功 效: 温经散寒，活血止痛，利关节。

应 用: 温法代表，温通力强，常用于受寒、食积等原因引起的腹痛等症。

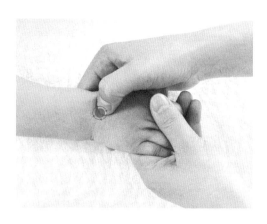

• 外劳宫

定 位：掌背中，与内劳宫相对。

操 作：使小儿手掌背向上，以一手中指指端揉穴处，揉100 ~ 300次，称揉外劳宫；以拇指指甲掐之，掐3 ~ 5次，称掐外劳宫。也可用拇、食二指同时双点内外劳宫。

功 效：温阳散寒，升阳举陷。

应 用：治疗外感风寒、鼻塞流涕、脏腑积寒、肠鸣腹泻、寒痢腹痛等症，多揉。本穴性温，用于一切寒证。临床上以揉法多用。若反复感冒，适应性差，寒热失调，宜内、外劳宫双点。

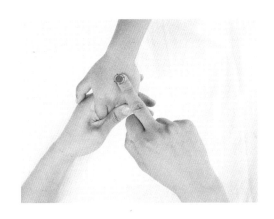 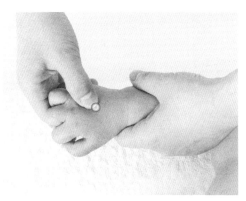

• 二扇门

定 位：掌背中指根两侧凹陷处。食、中指交界处为一扇门，中、无名指交界处为二扇门。

操 作：以食、中指端揉穴处，揉100 ~ 500次，称揉二扇门；使手掌向下，无名指托其手掌，然后用两拇指指甲掐之，继而揉之，掐3 ~ 5次，称掐二扇门。发汗透表，退热平喘。

功 效：汗法代表。亦可发"脏腑之汗"。

应 用：用于畏寒、易感冒、无汗、高热、惊风等。

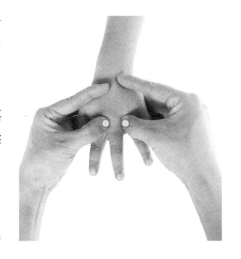

● 二人上马

定位：手背面，无名指与小指掌指关节后凹陷中，
　　　又称二马、上马。

操作：使小儿手心向下，以一手拇指指甲掐穴处，
　　　掐 3 ~ 5 次，称掐二马，以拇指端揉之，
　　　揉 100 ~ 500 次，称揉二马。

功效：滋阴补肾，顺气散结，利水通淋。

应用：为补肾滋阴的要法。用于足痿无力、耳鸣
　　　耳聋、齿痛、夜啼等。也用于潮热、盗汗、
　　　口燥咽干、小便赤涩、淋痛、癃闭等。

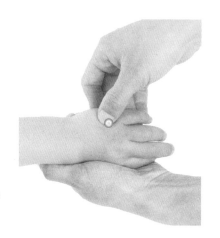

● 外八卦

定位：手背，与内八卦相对的圆形穴位。

操作：使小儿掌背向上，以拇指做顺时针方向运，
　　　运 100 ~ 300 次，称运外八卦。

功效：宽胸理气，通滞散结。

应用：用于胸闷、气急、腹胀、大便秘结等气滞
　　　气结之证。

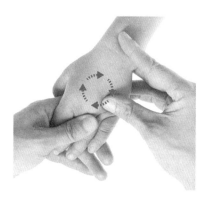

● 五指节

定位：掌背五指近侧指间关节横纹处。

操作：使小儿掌面向下，以一手拇指指甲由小指
　　　或从拇指依次掐之，继以揉之，各掐 3 ~ 5
　　　次，揉 30 ~ 50 次，称掐揉五指节；以拇、
　　　食指揉搓 30 ~ 50 次，称揉五指节。

功效：安神镇惊，祛风痰，通关窍。

应用：用于小儿惊风、夜啼、睡卧不安、健忘、
　　　汗多等。经常揉捻五指节有利于小儿智力
　　　发育，可用于小儿保健。

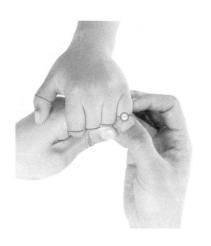

● 合谷

定位：手背第 1、2 掌骨之间，近第 2 掌
　　　骨桡侧中点处。

操作：使小儿手掌侧置，桡侧在上，以
　　　一手食、中二指固定小儿腕部，
　　　用拇指指甲掐穴处，继而揉之，
　　　掐揉 5 ~ 20 次，称掐揉虎口。

功效：清热，通络，止痛。

应用：用于面瘫、头痛、目赤肿痛、感冒、
　　　鼻出血、牙痛、牙关紧闭、口眼
　　　歪斜等。

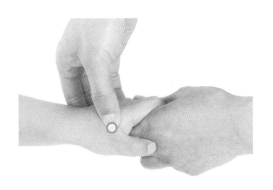

● 三关

定位：前臂桡侧，自阳池至曲池呈一直线。

操作：从腕横纹推向肘横纹推 100 ~ 500 次，称推上三关。

功效：温阳散寒，补气行气，发汗解表。

应用：温法代表，治一切寒证，如头冷痛、流清涕、流口水、畏寒肢冷、心腹冷痛。
　　　补法代表，治阳气不足之证，如身体虚弱、神疲气怯、面色无华、食欲不振、
　　　头昏、少气懒言等。长于升提，用于感冒无汗、汗出不畅、高热、皮疹等。

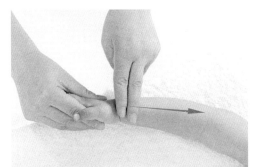
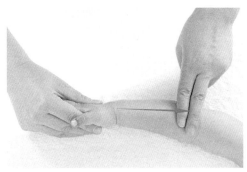

● 天河水

定 位：前臂内侧正中，自总筋至洪池呈一直线。

操 作：一手拇指按于内劳宫，另一手食、中指指面自腕横纹推向肘横纹100～500次，称清（推）天河水。打马过天河，见复式手法。

功 效：清热，凉血，利尿，除烦。

应 用：清法代表，治各种热证，实热虚热均适宜。能凉血，治斑疹、紫癜、皮肤干燥瘙痒等。清天河水用于外感，以透发为主；打马过天河，则清热力量较强。

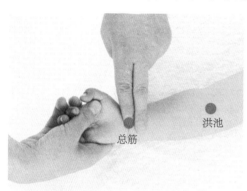
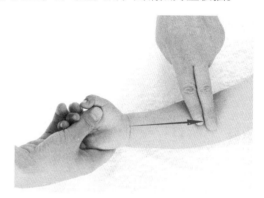

● 六腑

定 位：前臂尺侧，肘横纹至腕横纹一条直线。

操 作：一手握其手腕，另一手食、中二指指面自肘横纹推向腕横纹推100～500次，称退六腑或推六腑。

功 效：清热，凉血，解毒。

应 用：下法代表，用于各种积滞之腑气不通，也用于热毒上攻之咽喉肿痛、目赤眵多、浊涕等。清法代表，用于各种热证，如口臭、胃中灼热、牙龈肿痛、小便短赤、口舌生疮、烦躁等。退六腑与推上三关，均为临床要穴，常两穴合用，能防止大凉大热，清热而不伤正气。

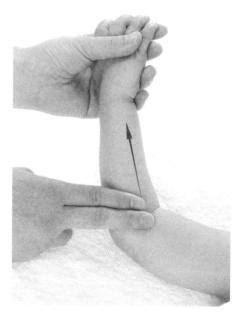

● 膊阳池

定 位：腕背横纹上3寸，尺桡骨之间。

操 作：以拇指指甲掐3～5次，继而揉之，称掐膊阳池，用拇指端或中指端揉100～500次，称揉膊阳池。

功 效：解表清热，通降二便。

应 用：治疗小儿感冒头痛、大便秘结、腹痛、小便赤涩。

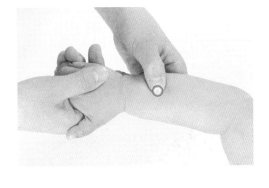

● 列缺

定 位：掌背横纹桡侧面凹陷处，两虎口交叉，食指指端下取穴。

操 作：一手握手腕，另一手拇食二指分别卡于列缺和手腕尺侧，两手协调用力拿捏。掐3～5次，拿5～10次。

功 效：发汗解表，宣肺散邪，醒脑开窍。

应 用：用于感冒无汗、头痛、头昏、目赤肿痛、牙痛、咳嗽痰多等。

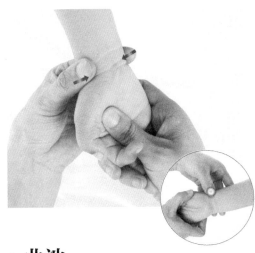

● 曲池

定 位：屈肘成直角，肘横纹外侧端与肱骨外上髁连线中点。

操 作：一手托住小儿腕部，另一手握住小儿之肘部，以拇指按揉2分钟。

功 效：清热泻火，利咽。

应 用：清法代表，用于发热、无汗、荨麻疹、流行性感冒、咽喉肿痛等。治疗肩、肘关节疼痛，上肢瘫痪、麻木、僵硬等。

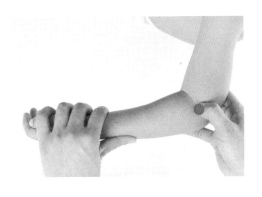

胸腹部常用穴位

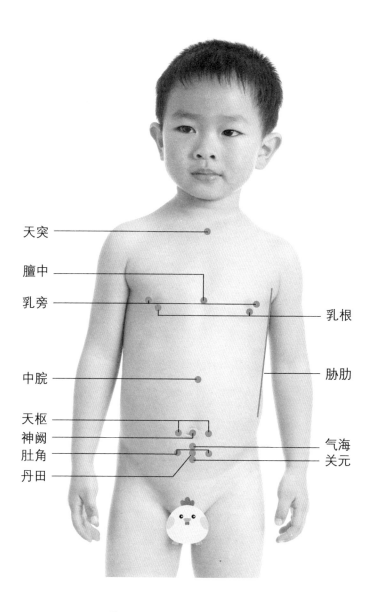

天突

膻中

乳旁

乳根

中脘

胁肋

天枢

神阙

气海

肚角

关元

丹田

🦶 胸腹部常用穴位总图

● 天突

定 位：正坐仰头取穴，胸骨上窝正中。

操 作：一手扶小儿头侧部，另一手中指指腹按或揉该穴 10 ~ 30 次，称按天突或揉天突；以食指或中指端微屈，向下用力点 3 ~ 5 次，称点天突；若用两手拇、食指相对捏挤天突穴 10 次，以皮下瘀血呈红紫色为度，称捏挤天突。

功 效：理气化痰，止咳平喘，止呕催吐。

应 用：用于喉痒欲咳、咽喉肿痛、胸闷、喘息、呕吐等。

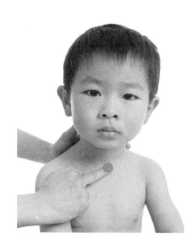
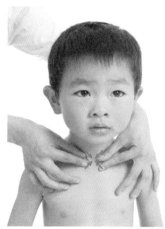

● 膻中

定 位：两乳头连线中点取穴。

操 作：以中指端揉 50 ~ 100 次，称揉膻中；以两拇指指端自穴中向两侧分推至乳头 50 ~ 100 次，称分推膻中；用食、中指自胸骨切迹向下推至剑突 50 ~ 100 次，称推膻中。

功 效：宽胸理气，止咳化痰，开胸散结。

应 用：用于咳嗽、胸闷、哮喘、咽喉肿痛、痰多等。

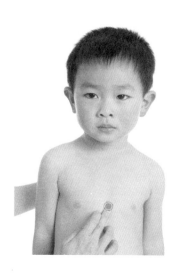

● 乳旁

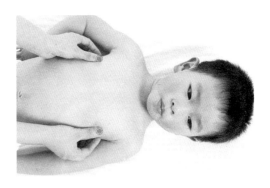

定 位：乳头外旁开 0.2 寸。

操 作：以两手四指扶小儿两胁，再以两
　　　　拇指于穴位处揉 30 ～ 50 次，称
　　　　揉乳旁。

功 效：宽胸理气，止咳化痰。

应 用：治疗胸闷、咳嗽、痰鸣、呕吐等症。

● 乳根

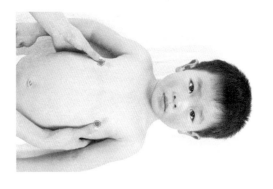

定 位：乳头直下 0.2 寸，平第 5 肋间隙。

操 作：以两手四指扶小儿两胁，再以两
　　　　拇指于穴位处揉 30 ～ 50 次，称
　　　　揉乳根。以食、中二指同时按揉
　　　　乳根、乳旁两穴，称揉乳根、乳旁。

功 效：宣肺理气，止咳化痰。

应 用：治疗咳嗽、胸闷、痰鸣等症。

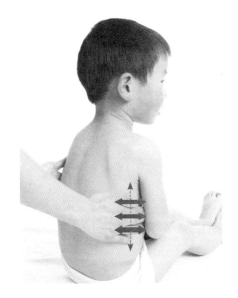

● 胁肋

定 位：躯体两侧，从腋下至肋缘的区域。

操 作：使小儿正坐，两手掌自小儿两胁
　　　　腋下搓摩至天枢穴水平处，搓摩
　　　　50 ～ 100 次，在复式手法中，称按
　　　　弦走搓摩。

功 效：顺气化痰，疏肝解郁，消痞散结。

应 用：用于咳嗽、胸胁胀满、胸闷、脘腹疼
　　　　痛、便秘、口臭、嗳气、腹部包块等。

● 中脘

定　位：脐上 4 寸，当剑突下至脐连线的中点。

操　作：小儿仰卧，用指端或掌根按揉中脘 100 ~ 300 次，称揉中脘；用掌心或三指摩中脘 5 分钟，称摩中脘；两手交替从巨阙穴位向下，直推至脐，推 100 ~ 300 次，称推中脘。

功　效：健脾和胃，消食化积。

应　用：用于治疗泄泻、呕吐、腹胀、腹痛、食欲不振等症。

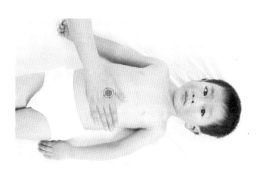 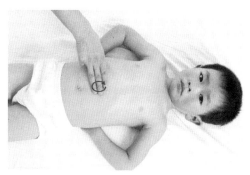

● 神阙

定　位：神阙，即肚脐。

操　作：小儿仰卧，用中指端或掌根揉 100 ~ 300 次，用拇指和食、中两指抓住肚脐抖揉 100 ~ 300 次，均称为揉脐；用掌或指摩，称摩脐。

功　效：温阳散寒，补益气血，健脾和胃，消食导滞。

应　用：常用于治疗小儿腹泻、便秘、腹痛、疳积、遗尿、脱肛、肥胖等症。

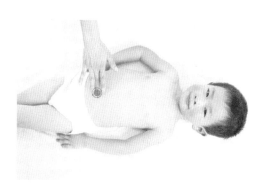 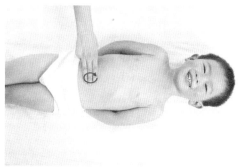

● 天枢

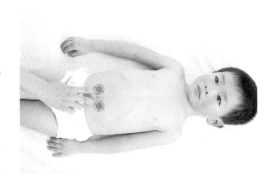

定　位：脐旁2寸，左右各一。

操　作：用食、中指端按揉左右二穴各
　　　　50～100次，称揉天枢。

功　效：疏调大肠，理气消滞。

应　用：消法代表。用于便秘、腹胀、腹泻、
　　　　腹痛、胃肠炎、肥胖、恶心呕吐等。

● 肚角

定　位：脐下2寸（石门穴）旁开2寸之大筋。

操　作：以拇指与食、中二指相对，拿捏起脐旁大筋，用力上提3～5次，称拿肚角；
　　　　用中指或拇指端按3～5次，称按肚角。

功　效：健脾和胃，理气消滞。

应　用：消法代表，揉按肚角长于化积通便。拿肚角为止痛要穴，用于各种腹痛。拿肚
　　　　角一般在诸手法完成后进行，以防小儿哭闹影响治疗。

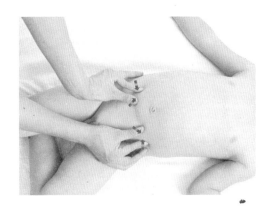

● 气海

定 位：下腹部，前正中线上，当脐下1.5寸。

操 作：可揉，可摩，可点按，可擦，各操作3分钟左右。

功 效：益气助阳，导赤通淋。

应 用：用于小儿水肿、尿频、尿痛等。

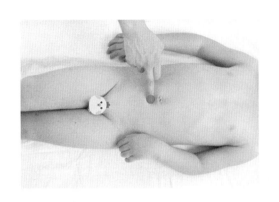

● 关元

定 位：下腹部，前正中线上，当脐下3寸。

操 作：可揉，可摩，可点按，可擦，各操作3分钟左右。

功 效：培补元气，泻浊通淋。

应 用：用于小腹疼痛、疝气、遗尿、尿闭等。

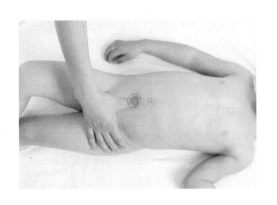

● 丹田

定 位：小腹部，脐下 2 ~ 3 寸之间。

操 作：以掌或指摩该处 2 ~ 3 分钟，称摩丹田；用拇指或中指端揉 100 ~ 300 次，称揉丹田。

功 效：温法代表，用于各种虚证。还能分清别浊。

应 用：用于慢性咳嗽、喘证、小便不利、哮喘缓解期以及体质虚弱等。

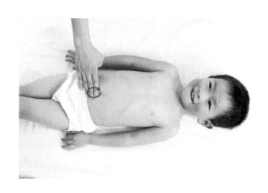

● 腹

定 位：整个腹部。

操 作：两拇指指腹从剑突起，分别朝两边分推，边推边从上向下移动，直到脐平面，称分推腹阴阳，推 100 ~ 200 次；用掌面或四指摩腹 5 分钟，称摩腹，逆时针摩为补，顺时针摩为泻，往返摩为平补平泻。

功 效：调理肠道，健脾和胃，理气消食。

应 用：广泛用于各种儿科疾病。

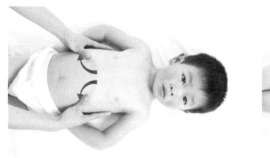 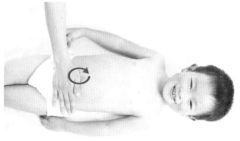

肩背腰骶部常用穴位

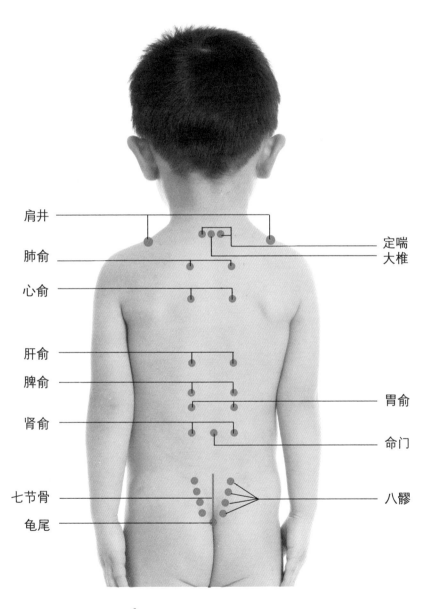

肩井

肺俞

心俞

肝俞

脾俞

肾俞

七节骨

龟尾

定喘
大椎

胃俞

命门

八髎

🦶 **肩背腰骶部常用穴位总图**

大椎

定 位：后背正中线，第 7 颈椎棘突下凹陷中。

操 作：以中指或拇指指腹揉大椎，30 ～ 50 次，或捏挤大椎 10 次，至局部皮肤出现紫红瘀斑为度，或于大椎取痧。

功 效：清热解表，通经活络。

应 用：按揉大椎常用于外感及内伤发热、咳嗽等病症，捏挤大椎对百日咳有一定的疗效，刮大椎用于中暑发热。

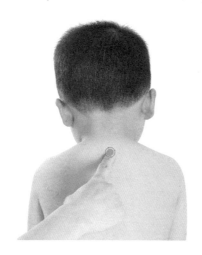
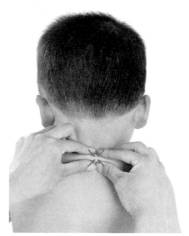

定喘

定 位：位于项背部，第 7 颈椎棘突下缘中点（大椎穴）旁开 0.5 寸处。

操 作：以中指或拇指指腹揉大椎，30 ～ 50 次。

功 效：止咳平喘、舒筋活络。

应 用：常用于治疗支气管哮喘、慢性支气管炎、百日咳、颈椎病等。

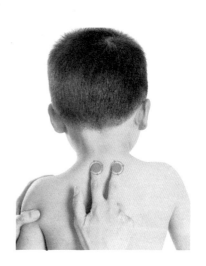

• 肩井

定 位： 大椎与肩峰端连线中点。小儿推拿指肩部大筋（斜方肌）。

操 作： 小儿取坐位。以双手拇指与食、中两指相对着力，稍用力做一紧一松交替提拿该处筋肉 3 ~ 5 次，称为拿肩井。可点揉，操作 1 分钟。

功 效： 宣通气血，解表发汗，通窍行气。

应 用： 治各种感冒，发散能力强，拿和点按肩井多用于治疗结束，总收法。

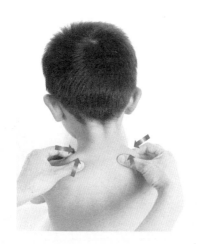 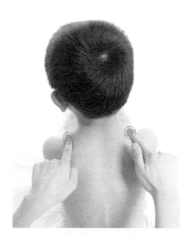

• 肩胛骨

定 位： 位于胸廓的后面，是三角形扁骨，介于第 2 ~ 7 肋之间。

操 作： 用双手的拇指或食指从肩井开始，沿着肩胛骨内侧缝边缘做"八"字形从上往下分推，称分推肩胛骨。

功 效： 宣通肺气、止咳化痰。

应 用： 治疗咳嗽的特效穴，用于镇咳和治疗急慢性支气管炎、支气管哮喘。

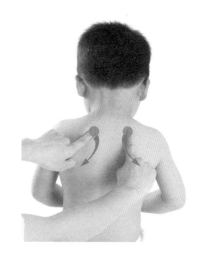

● 肺俞

定 位： 在第3胸椎棘突下，督脉旁开1.5
　　　寸处。

操 作： 同时在两侧肺俞穴上揉动
　　　50～100次，称揉肺俞；擦肺俞
　　　部至局部发热，称擦肺俞。

功 效： 益气补肺，止咳化痰。

应 用： 常用于治疗呼吸系统疾病，如外
　　　感发热、咳嗽、痰鸣等病症。

● 心俞

定 位： 第5胸椎棘突下旁开1.5寸。

操 作： 小儿取坐位或俯卧位。用拇指螺
　　　纹面按揉此穴，称为按揉心俞，
　　　按揉50～100次。

功 效： 宽胸理气，宁心安神，通调气血。

应 用： 小儿惊风、烦躁、盗汗、弱智、遗尿、
　　　脑瘫等病症。

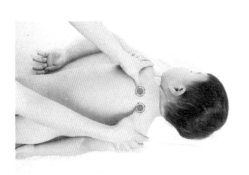

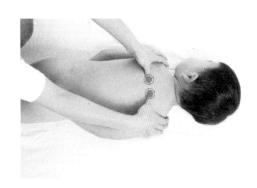

● 肝俞

定 位： 第9胸椎棘突下旁开1.5寸。

操 作： 小儿取坐位或俯卧位，父母用拇
　　　指螺纹面按揉此穴，称为按揉肝
　　　俞，按揉50～100次。

功 效： 疏肝利胆，理气明目。

应 用： 近视、烦躁、惊风、黄疸、胁痛、
　　　目赤肿痛等病症。

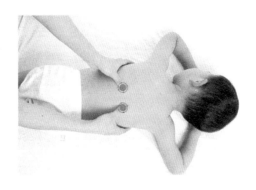

• 脾俞

定　位：在第 11 胸椎棘突下，督脉旁开 1.5
　　　　寸处。

操　作：在一侧或两侧脾俞穴上揉动
　　　　50 ~ 100 次，称揉脾俞。

功　效：健脾和胃，消食祛湿。

应　用：常用于治疗呕吐、腹泻、食欲不振、
　　　　黄疸、水肿、慢惊风等病症。

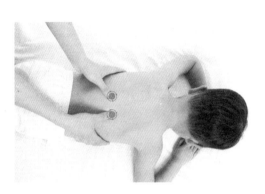

• 胃俞

定　位：在第 12 胸椎棘突下，旁开 1.5 寸。

操　作：小儿取坐位或俯卧位。用拇指端
　　　　按揉此穴，称按揉胃俞，按揉
　　　　50 ~ 100 次。

功　效：健脾、和胃、降逆。

应　用：呕吐、腹泻、疳积、食欲不振等
　　　　消化系统疾病。

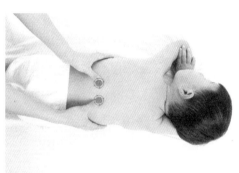

• 肾俞

定　位：在第 2 腰椎棘突下，督脉旁开 1.5
　　　　寸处。

操　作：在肾俞穴上揉动 50 ~ 100 次，
　　　　称揉肾俞。

功　效：滋阴壮阳，补益肾元。

应　用：常用于治疗腹泻、便秘、哮喘、
　　　　少腹痛、下肢痿软乏力等病症。

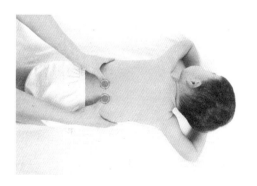

● 命门

定 位：腰部，第 2 腰椎棘突下凹陷中。

操 作：可揉，可点，可振。各操作 1 分
　　　　钟左右。

功 效：温补肾阳。

应 用：补肾要穴，治疗肾气虚、肾阳虚
　　　　所致之病症。

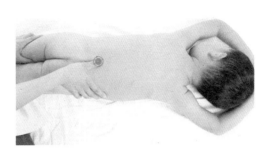

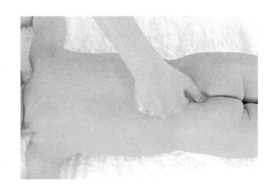

● 八髎

定 位：位于骶部，八个骶后孔。

操 作：可按，可揉，可叩，各操作 1 ~ 3
　　　　分钟。可擦之，令热。

功 效：温里，泻热，调二便。

应 用：缓缓点揉至局部发热，用于虚寒
　　　　证之形寒肢冷、蜷缩、神疲、完
　　　　谷不化、小便清长、遗尿等。重
　　　　推重擦用于热毒泻痢等。

● 龟尾

定 位：在尾椎骨端，小儿推拿应用中习
　　　　惯取尾骨端下的凹陷中。

操 作：龟尾穴上揉动 100 ~ 300 次，称
　　　　揉龟尾；用拇指指甲掐 3 ~ 5 次，
　　　　称掐龟尾。

功 效：通调督脉，调理大肠。

应 用：用于各种腹泻，为止泻要穴。也
　　　　用于便秘、痢疾、脱肛、肛裂、
　　　　痔漏等。龟尾穴一般不单独使用，
　　　　常与七节骨配合应用。

七节骨

定　位： 从第 4 腰椎至尾椎骨端呈一直线。

操　作： 以拇指桡侧或食、中两指自下向上做直推法 100 ～ 300 次，称推上七节骨；若自上向下做直推法 100 ～ 300 次，称推下七节骨。均以局部潮红为度。

功　效： 推上七节骨为温为补为升，推下七节骨为清为泻为降。

应　用： 长于调理二便。推上七节骨多用于治疗虚寒腹泻或久痢等病症，推下七节骨多用于治疗实热便秘或痢疾等病症。

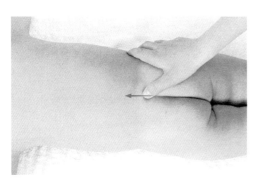 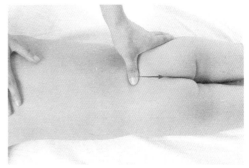

脊柱

定　位： 后背正中，整个脊柱，从大椎至长强成一条直线。

操　作： 以食、中两指螺纹面着力，自上而下在脊柱穴上做直推 100 ～ 300 次，称推脊；以拇指与食、中两指呈对称着力，自龟尾开始，双手一紧一松交替向上挤捏推进至第一胸椎处，反复操作 3 ～ 7 遍，称捏脊；以拇指螺纹面着力，自第一胸椎向下依次按揉脊柱骨至尾椎端 3 ～ 5 遍，称按脊。

功　效： 调阴阳，和脏腑，理气血，通经络，促生长发育。

应　用： 治疗脾、肾要穴，也用于肺系病症。强壮穴，治腰背疼痛，小儿发热等。

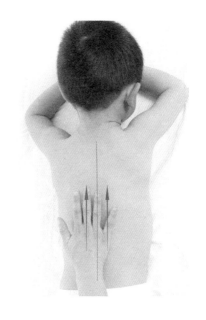

下肢部常用穴位

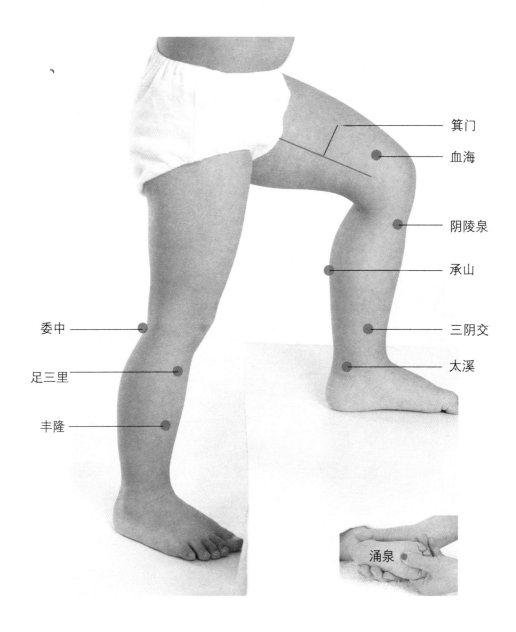

箕门

血海

阴陵泉

承山

三阴交

太溪

委中

足三里

丰隆

涌泉

下肢部常用穴位总图

● 箕门

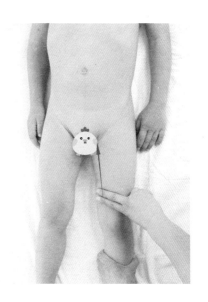

定 位：大腿内侧，髌骨上缘至腹股沟成一直

操 作：线。

以食、中两指螺纹面着力，自膝
盖内侧上缘向上直推至腹股沟处
100 ～ 300 次，称推箕门；以拇指

功 效：与食、中两指相对着力，提拿该处肌

应 用：筋 3 ～ 5 次，称拿箕门。

利尿，清热。

清法代表，用于风热、夜啼、流涎、
胎黄、湿疹。也治小便短赤、淋漓不
尽、尿闭、大便稀黄臭秽等。

● 血海

定 位：又称百虫窝，髌骨内上缘 2.5 寸，在膝上内侧肌肉丰厚处。

操 作：以拇指指端或螺纹面的前 1/3 处着力，稍用力按揉血海 10 ～ 30 次，称按揉血海；
用拇指与食、中两指指端着力，捏拿血海 3 ～ 5 次，称拿血海。

功 效：通经络，止抽搐，透疹子。

应 用：用于惊风、抽搐、感冒无汗、寒热往来、各种疹子等。

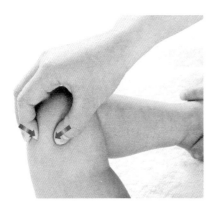
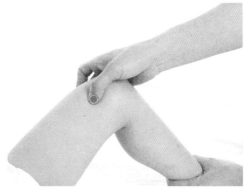

• 阴陵泉

定 位： 小腿内侧，胫骨内侧下缘与胫骨内侧缘
之间的凹陷中。

操 作： 以拇指或食指、中指的螺纹面着力，稍
用力按揉 20 ～ 50 次，称按揉三阴交。

功 效： 健脾利水、通利三焦。

应 用： 用于治疗急慢性肠炎、尿潴留、尿失禁、
尿路感染、膝关节及周围软组织疾患。

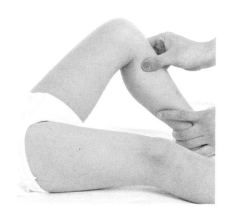

• 足三里

定 位： 在外膝眼下 3 寸，胫骨嵴旁开 1
寸处。

操 作： 以拇指端或螺纹面稍用力按揉
20 ～ 100 次，称按揉足三里。

功 效： 补益脾胃，和胃化积。

应 用： 传统保健穴位，用于脾胃及全身
虚弱等证，如消瘦、反复感冒，
也用于恶心呕吐、腹痛腹泻、厌食、
疳积、腹胀等。

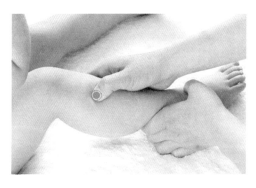

• 丰隆

定 位： 外踝上 8 寸，胫骨前缘外侧 1 寸许，
胫腓骨之间。

操 作： 以拇指或中指指端着力，稍用力
揉动 50 ～ 100 次，称揉丰隆。

功 效： 和胃气，化痰湿。

应 用： 化痰要穴，用于痰浊所致之痰鸣、
气喘、咳嗽等。

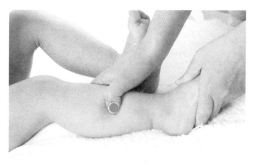

● 委中

定 位：腘窝中央，股二头肌肌腱与半腱
　　　 肌肌腱之间。

操 作：以拇指指腹置于委中，其余四指
　　　 扶于膝旁拿揉，拿揉5次拨扣1次，
　　　 1分钟。

功 效：疏通经络，息风止痉。

应 用：用于急慢惊风、斜视、多动症、
　　　 抽动症。用于腰背疼痛、下肢痿
　　　 软无力。

● 承山

定 位：委中穴下8寸，腓肠肌肌腹下，
　　　 当"人"字纹下凹陷中。

操 作：以食、中指指端着力，稍用力按
　　　 拨该处的筋腱3～5次，称拿承山。

功 效：通经活络，止痉息风。

应 用：治疗惊风抽搐、下肢痿软、腿痛
　　　 抽筋等病症。

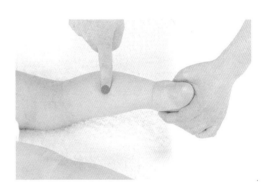

● 三阴交

定 位：在内踝高点直上3寸，胫骨后缘凹陷中。

操 作：以拇指或食指、中指的螺纹面着力，稍
　　　 用力按揉20～50次，称按揉三阴交；
　　　 用拇指螺纹面着力，做自上而下或自下
　　　 而上的直推，推100～200次，称推三
　　　 阴交。

功 效：养阴清热，通调水道。

应 用：主要用于治疗泌尿系统疾病，用于遗尿、
　　　 癃闭、小便频数、尿赤涩痛。

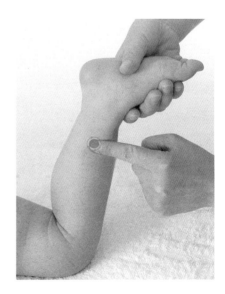

● 涌泉

定 位：在足掌心，前 1/3 与后 2/3 交界处的凹陷中。

操 作：向足趾方向做直推法 100 ～ 400 次，称推涌泉；稍用力在涌泉穴上揉 30 ～ 50 次，称揉涌泉；以拇指指甲着力，稍用力掐 3 ～ 5 次，称掐涌泉。

功 效：滋阴补肾，退热除烦。

应 用：治阴虚火旺之潮热、盗汗、夜啼。治肝阳上亢之多动症、抽动症、睡中磨牙、言语障碍。掐涌泉能治惊风。

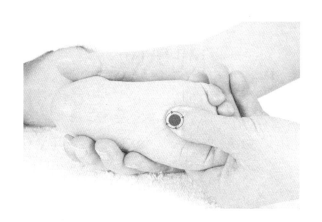

● 太溪

定 位：在足内侧，内踝尖和跟腱中间的凹陷处。

操 作：用拇指指腹掐揉，1 ～ 2 分钟。

功 效：清热生气，滋阴益肾，壮阳强腰。

应 用：大补穴。用于治疗头痛目眩、咽喉肿痛、耳鸣耳聋、咳嗽气喘、小便频数等。

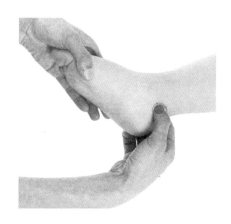

常用穴位主治作用类别

小儿推拿涉及众多穴位，若只知其然，只能是按图索骥，若知其所以然，在应用这些穴位时，选穴时心中有数，才会心安，推拿时，便是手随心动。

为了便于应用，现根据每个穴位的主治作用与推拿法，分类归纳如下：

解表类：开天门（推攒竹），推坎宫，运太阳（泻），运耳后高骨，黄蜂入洞，掐风池，挤捏大椎，揉大椎，揉迎香，推上三关，拿肩井，清天河水，掐揉二扇门，凤凰展翅，等等。

清热类：清肝经，清心经，清脾经，清肾经，清大肠经，清小肠经，清胃经，清天河水，退六腑，掐揉小天心，掐揉内劳宫，清板门，打马过天河，水底捞月，掐四横纹，推小横纹，揉掌小横纹，揉肾纹，推脊，推涌泉，掐十王，掐商阳，掐关冲，揉曲池，苍龙摆尾，运土入水。

补益类：补脾经，补心经，补肺经，补肾经，补大肠经，补小肠经，揉二人上马，揉丹田，揉肾俞，推上三关，摩腹（补），揉肚脐（补），捏脊，揉中脘，揉足三里，揉肺俞，揉脾俞，揉胃俞，运水入土，等等。

温阳散寒类：掐揉二扇门，揉一窝风，揉外劳宫，摩肚脐（补），推上三关，揉丹田，揉二马，等等。

消食化滞类：清补脾经，揉板门（运板门），顺运内八卦，分推手阴阳，摩中脘，分推腹阴阳，揉足三里，揉脾俞，揉天枢，猿猴摘果，等等。

止泻类：推上七节骨，补大肠经，板门推向横纹，运土入水，向上推按后承山，掐左端正，揉龟尾，捏脊，揉脐及龟尾并擦七节骨，摩肚脐，揉天枢，拿肚角，揉足三里，揉涌泉，等等。

止腹痛类：揉一窝风，拿肚角，拿后承山，按中脘，按足三里，按脾俞，按胃俞，摩腹，等等。

通大便类：清大肠，掐、揉膊阳池，向下推按后承山，揉、摩肚脐（泻），推下七节骨，揉龟尾，运手背八穴（外八卦），等等。

止呕吐类：推天柱骨，横纹推向板门，分推腹阴阳，掐揉右端正，左揉涌泉，逆运内八卦，清胃经，掐拇腮，按弦走搓摩，推中脘，揉天突，等等。

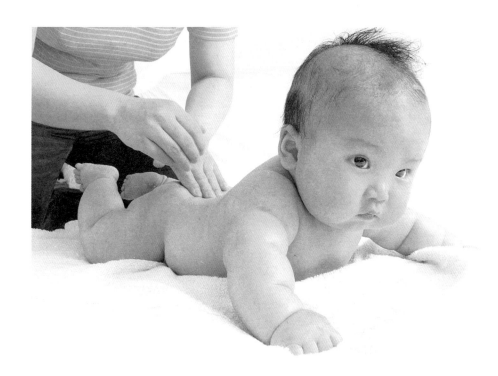

利小便类：推箕门，清小肠经，推按丹田，揉小天心，清肾经，揉膊阳池，等等。

止咳化痰平喘类：推揉膻中，揉乳根，揉乳旁，揉肺俞，清肺经，顺运内八卦，揉、按天突，挤捏天突，掐皮罢，按弦走搓摩，揉掌小横纹，推小横纹，开旋玑，合推大横纹，分推肩胛骨，开璇玑，赤凤点头，飞经走气，扶桥弓，等等。

理气类：顺运内八卦，顺时针摩腹，推揉膻中，搓摩胁肋，按揉足三里，擦胸背法。

镇惊安神类：开天门，推坎宫，掐山根，掐印堂，揉囟门，按揉百会，捣、揉小天心，掐、揉五指节，清肝经，清心经，猿猴摘果，二龙戏珠，等等。

醒神开窍类：掐人中，掐山根，掐十王，掐老龙，掐精宁，掐威灵，按合谷，拿仆参，掐甘载，掐少商，掐中冲，等等。

通鼻窍类：揉迎香，黄蜂入洞，推囟门，揉准头，拿风池，清肺经。

止抽搐类：按牙关，掐承浆，拿血海，按拿委中，拿前承山，拿后承山，拿曲池。

固表止汗类：揉肾顶，运太阳（补），等等。

通经活络，调气血类：掐揉四横纹，按揉洪池，揉一窝风，按肩井，天门入虎口，等等。

第四章

日常推拿，
健康快乐自然来

　　小儿推拿兼有辅助治疗和保健的双重功效，这是其特点，更是其优点。根据宝宝的自身状况，如易感冒、不爱睡觉、过敏性体质等，父母可有针对性地为宝宝做保健性推拿，以改善宝宝的健康状况；有些情况，可能在一些医生眼里，说病不是病，但却让父母十分担心，如眼疲劳、注意力不集中，这时推拿就能派上大用场。而有些情况，如健脑开窍、让宝宝长个子等，对宝宝来说至关重要，更是推拿保健的强项。

增强食欲，让宝宝爱上吃饭

　　脾胃为后天之本，小儿脏腑形态发育未全，其运化功能尚未健全，所以才有了小儿"脾常不足"之说。小儿易为饮食所伤而出现积滞、呕吐、泄泻、厌食等症，因此注意调理脾肾，使其正常运转，是宝宝健康成长的基本保证。

　　推拿保健法可健脾和胃，增强食欲，增强抵御疾病的能力。下面介绍的推拿法，可视宝宝体质强弱，灵活选择，可以独取一法，也可以数法结合应用。

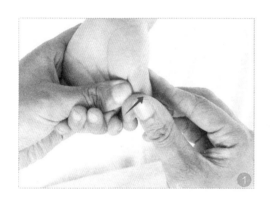
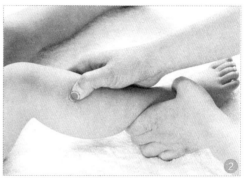
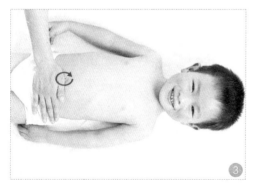
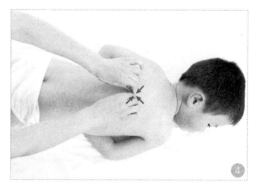

推拿方法

① 补脾经 500 次

② 揉足三里 300 次

③ 摩腹 300 次

④ 捏脊 3 ~ 5 遍

按出好脾胃，营养全吸收

　　按照前面介绍的健脾和胃推拿法为宝宝推拿一段时间，宝宝的食欲一定增强不少。吃进去的东西，只有消化吸收得好，宝宝才能快速生长发育，否则很容易出现各种胃肠道病症。

　　脾胃以蠕动为特征，下面介绍的推拿方法可以促进宝宝消化吸收。

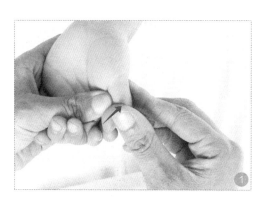

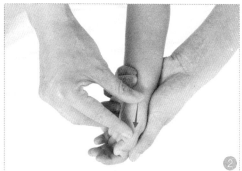

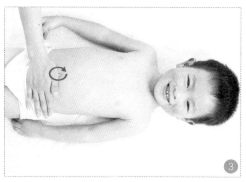

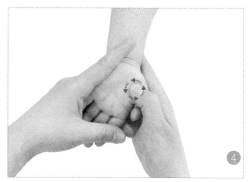

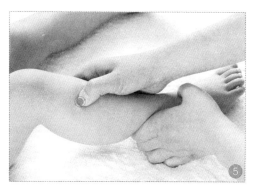

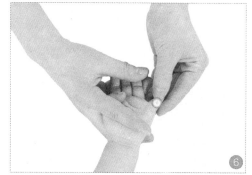

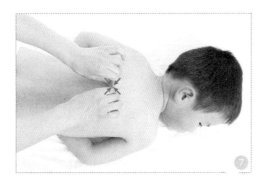

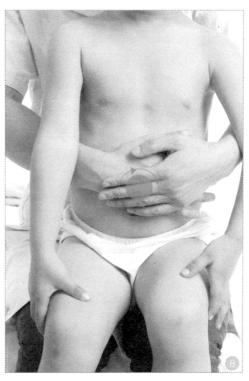

推拿方法

① 补脾经 500 次

② 清胃经 100 次

③ 摩腹（顺、逆时针各 2 分钟）

④ 运内八卦 300 次

⑤ 揉足三里 300 次

⑥ 掐四横纹 5 遍

⑦ 捏脊（3～6 遍）

⑧ 抱胃脘部（3～5 次）

小儿脾胃功能特点

中医理论认为，小儿脾胃功能相对比较弱，而且小儿由于生长发育的原因，对营养物质的需求相对比较高，如果喂养不当或是受疾病的影响，会损伤孩子的脾胃功能。中医认为脾胃是人体的后天之本，胃的功能是受纳食物，脾的功能是消化吸收。脾主运化水谷精微，生化气血，其气主升；胃主受纳、腐熟水谷，其气主降，二都相和，脾胃运纳相成，升降相因，共同完成纳运之职。各种原因导致小儿脾胃功能损伤，就会出现积滞、厌食、消化不良、腹泻、便秘等消化系统病症。

按按揉揉，宝宝安静不爱哭

　　年幼的宝宝神气怯弱，如果目视异物，耳闻异声，便心神不宁，神志不安，常常哭闹不止。因此，日常对宝宝进行精神调摄是极为重要的。通过推拿，可养血安神，镇惊，对心神失养、神志不宁等症能起到保健及治疗的作用。

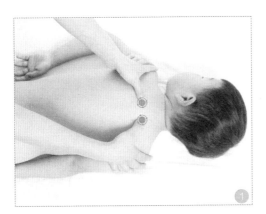
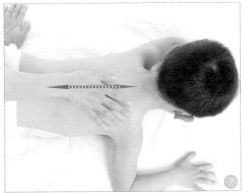

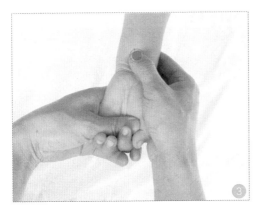
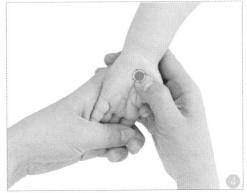

推拿方法

① 按揉肺俞、心俞、厥阴俞各50次

② 抚背100遍

③ 按揉内关10次

④ 揉小天心10次

睡前推拿良方，宝宝睡得香

　　宝宝的睡眠是父母的心头大事。良好的睡眠是身心健康的保证，宝宝长个子，也主要是在睡眠中进行的。父母都希望自己的宝宝该睡的时候睡，该醒的时候的醒。那么，如何帮助宝宝养成良好的睡眠习惯呢？舒适的睡前按摩，可以帮父母们实现这一心愿，为宝宝打造黄金睡眠。

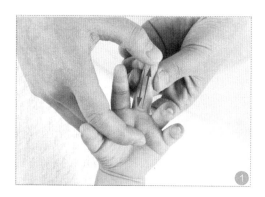

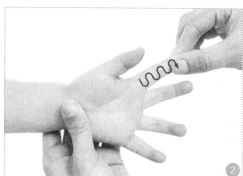

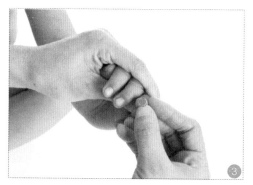

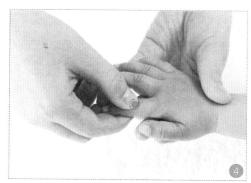

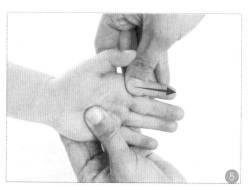

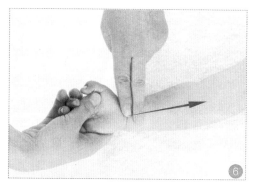

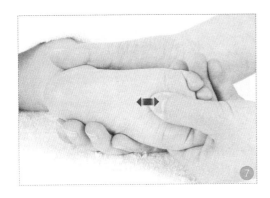

推拿方法

① 清补心经 500 次

② 调五经 5 遍

③ 掐十宣 5 遍

④ 掐揉五指节 3 遍

⑤ 清肝经 200 次

⑥ 清天河水 500 次

⑦ 擦涌泉以透热为度

⑧ 揉腹 2 分钟

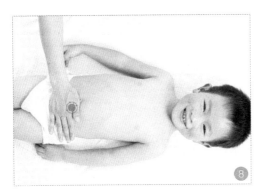

小儿睡眠卫生原则

（1）睡眠环境安静且较暗，室温不过热。

（2）严格实行入睡、起床的时间，加强生理节奏周期的培养。

（3）卧床时应避免饥饿，上床时或夜间不宜饮水过多。

（4）小儿最好单独睡小床。

（5）使小儿学会自己入睡，不需抱、拍、摇或含着奶头入睡。

（6）睡前 1 ~ 2 小时避免剧烈活动或玩得太兴奋。

（7）白天睡眠时间不宜过多。

疏通经络，让宝宝长个子

宝宝的身高虽然很大在程度上受父母遗传的影响，但后天的因素也功不可没。营养、睡眠、锻炼这三点尤其重要，也即吃好、睡好、玩好。经络推拿可为宝宝长高助一臂之力，对宝宝的脊椎和腿部进行刺激，可以促进全身气血运行，有利于骨骼发育。

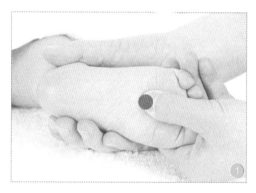

推拿方法

① 按压涌泉 100 次

② 捏足三阴经 5 遍

③ 捏足三阳经 5 遍

④ 按揉命门穴 100 次

⑤ 捏脊 5 遍

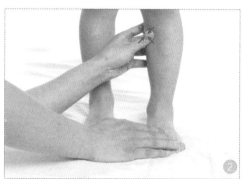

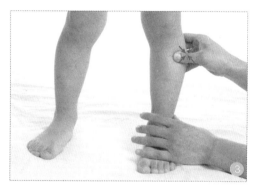

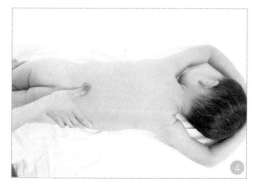

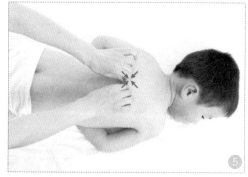

开窍健脑，推拿让宝宝更聪明

　　1~3岁为宝宝的大脑智力发育高峰期。除了营养要跟上，良好的外界刺激对大脑的发育也有不可替代的作用。宝宝身上的穴位，具有良好感受、传导各种刺激的作用。那么，如何从众多的穴位中，选取那些关键穴位呢？

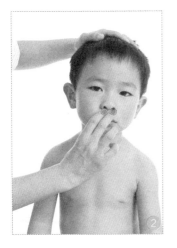

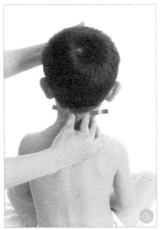

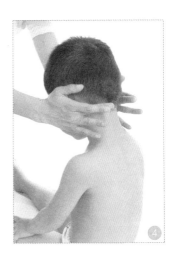

推拿方法

❶ 头面四大手法2分钟（图见本书P20）

❷ 黄蜂出洞5遍

❸ 拿风池20次

❹ 鸣天鼓

❺ 囟门推拿法5分钟（囟门已闭，百会代之）

❻ 调五经5遍

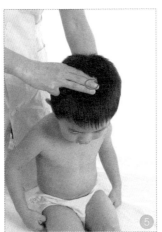

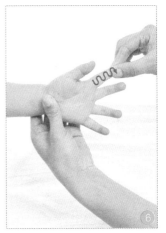

注　鸣天鼓，两手在两侧同时操作，双掌心将小儿耳郭折叠并按压住，中指紧贴头皮，食指位于中指背上，食指快速从中指背滑下并击打头颅。

使宝宝注意力集中的安神推拿法

　　宝宝注意力不集中是很常见的一种现象，这让父母很苦恼，而当宝宝到了学龄期，还会影响宝宝的学习质量。推拿中的一些手法具有镇静安神的作用，不但能使宝宝集中注意力，提高学习效率，还能促进脑部发育，可谓一举两得。

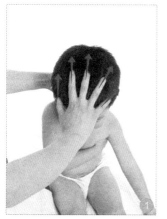

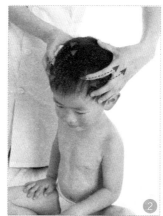

推拿方法

③ 分梳头部五经，敲抓头皮

③ 扫散少阳经，调督健脑

③ 开天门

③ 分推前额

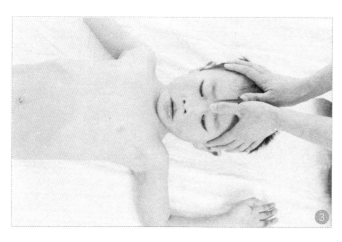

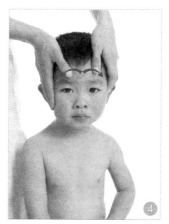

注　分梳头部五经的操作手法：中指点按头部中间的督脉，用五指分别点按头部中间的督脉，两旁的膀胱经、胆经，左右相加。

　　扫散太阳经的操作手法：两手同时使用，双手十指呈爪状，置于头之两侧快速来回扫动。

提高免疫力，揉背捏脊有奇效

推拿背腰骶部可以预防多种疾病。推拿背部可促进心肺功能，预防肺系疾病发生；推拿腰骶部能预防小儿遗尿等虚弱性疾病。

作为贯通全身上下的脊柱，更是在调理小儿脾胃功能和提高免疫力方面具有奇效。需要注意的是，捏脊效果虽好，但该手法对皮肤刺激较大，应用时，应循序渐进，手法由轻到重，让宝宝逐渐适应。

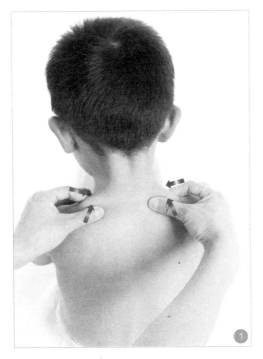

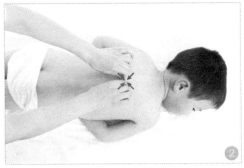

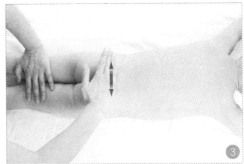

推拿方法

① 拿肩井 50 次

② 捏脊 5 遍

③ 擦腰骶 50 次

④ 揉龟尾 50 次

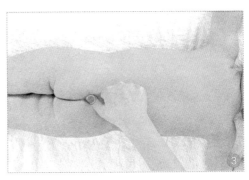

预防感冒，这三个穴位很管用

感冒是常见的呼吸道疾病，宝宝更是深受其害。通过保健推拿，可以增强宝宝身体抵抗力，积极主动地将感冒拒之门外。下面的推拿法具有宣肺利窍，通阳固表，预防感冒、支气管炎等作用。长期给宝宝推拿，可大大提高宝宝抗感冒的能力。

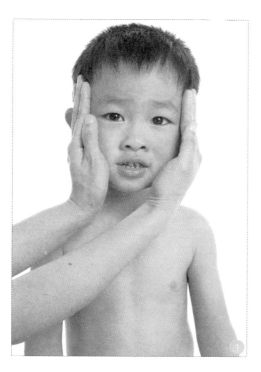

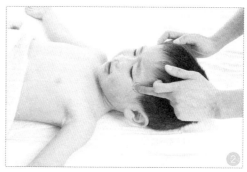

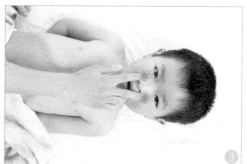

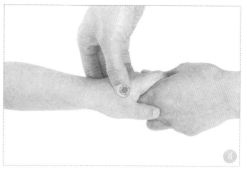

推拿方法

① 搓掌（以双手掌对搓发热为度），趁掌热擦面80次（或面颊发热即止）

② 揉太阳30次

③ 揉迎香30次

④ 按揉合谷30次

⑤ 推擦胸背各3~5遍（图略）

增强肺功能，守护健康之门

宝宝肺部娇嫩，呼吸较成人浅快，且不耐受寒热。当外界气候变化时，宝宝的肺部特别容易受到影响，易患感冒、咳嗽、肺炎、哮喘等肺部疾病。增强肺功能，提高宝宝抗病能力、适应气候能力和抗过敏能力，从而预防这些可怕的疾病，而推拿就是一种不错的选择。

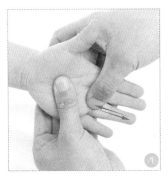
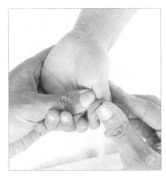
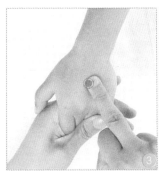
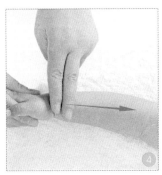
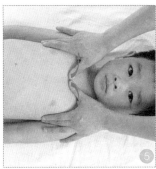
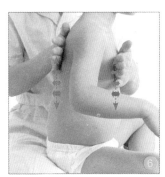

推拿方法

① 清补肺经 300 次

② 补脾经 300 次

③ 揉外劳宫 100 次

④ 推上三关 300 次

⑤ 开璇玑 1 ~ 3 遍

⑥ 胸背操作 3 ~ 9 遍（推抹、搓揉、振拍）

注　开璇玑即为，用两手大指蘸姜葱热汁，在病儿胸前左右横推至两乳上，共 361 次；再从心坎处分推至胁肋 64 次，从心坎推下脐腹 64 次，用右手掌心合儿脐上，左右推挪各 64 次，再用双手自脐中推下至少腹 64 次，最后用大指推尾尻穴至命门两肾间。

胸腹部保健，简简单单五步

　　推拿胸腹部好处多多，如促进宝宝胸腹腔肌肉、骨骼的发育，增强心肺功能，促进胃肠消化功能，调节内脏神经功能，还能预防小儿遗尿，甚至预防胸部畸形发生。妈妈和宝宝面对面，还能增加母子之间的情感交流。但要注意的是，要正确地选择摩腹的方向。

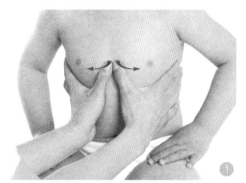
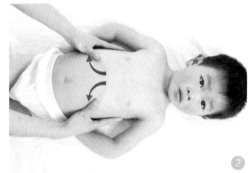
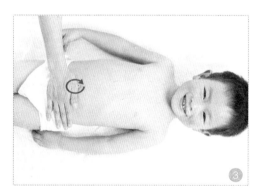
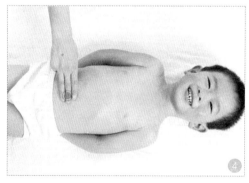
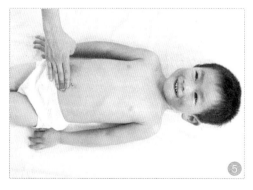

推拿方法

① 分推膻中 30 ～ 50 次

② 分推腹阴阳 30 ～ 50 次

③ 摩腹 1 ～ 2 分钟

④ 揉肚脐 1 ～ 2 分钟

⑤ 揉丹田 1 ～ 2 分钟

小手小脚大功效，按得百病消

　　活泼好动是宝宝的天性，有时，推拿胸腹和腰背等处的神奇穴位，宝宝可能不会很好地配合。父母不要因此而束手无策，在宝宝的手上、脚上也有很多神奇穴位，它们连通着脏腑，因此素有"百脉皆汇于两掌"之所说。按摩这些穴位，同样能达到预防各种疾病的效果。

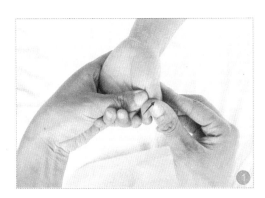

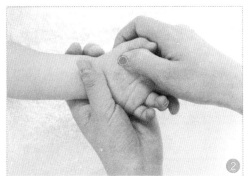

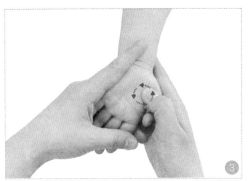

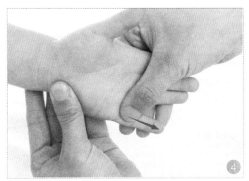

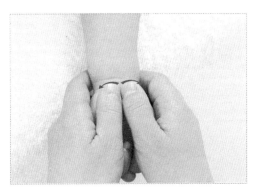

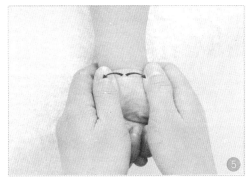

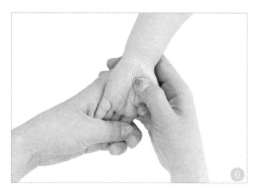

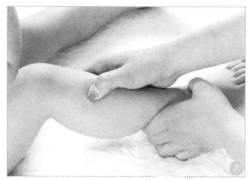

推拿方法

① 补脾经 400 次

② 揉板门 100 次

③ 运内八卦 100 遍

④ 补肾经 200 次

⑤ 分推手阴阳 100 次

⑥ 揉小天心 100 次

⑦ 揉足三里 2～3 分钟

⑧ 推涌泉 50 次

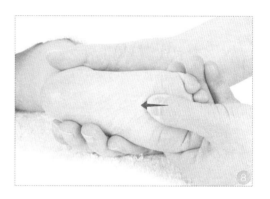

舌象的望诊

舌象的望诊主要包括舌质和舌苔两部分。正常健康小儿的舌象为舌体淡红而润，不胖不瘦，活动自如，舌苔薄白。当小儿患有积滞时，乳积舌苔白厚，舌质淡红；食积初起舌苔为垢腻，舌质淡红，食积日久，滞热内生，舌苔可为黄垢腻，舌质红；如积滞延误失治，转为疳积时，舌苔与舌质也随着病情的轻重不一而变化，可出现舌苔黄，舌体颜色紫青，或舌苔少，或舌体颜色鲜红少津，或舌苔白厚腻，或剥脱苔，或舌体颜色嫩红，或舌苔白，或舌苔褐色，舌体颜色为暗红。

缓解视疲劳，远离近视

我国青少年的近视发生率达60%以上，近视不是一天就形成的，视疲劳是其发生的起点。防止宝宝用眼过度，除了闭目养神之外，还可以通过眼保健推拿法对穴位进行刺激，疏通经络，调和气血，增强眼周围肌肉的血液循环，增加眼部神经的营养，使眼肌的疲劳得以解除。

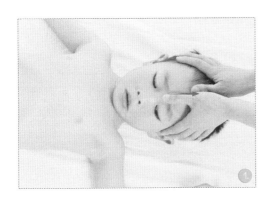
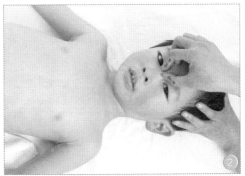

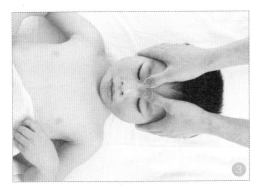
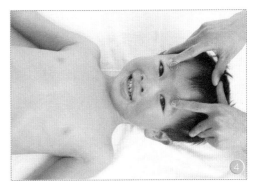

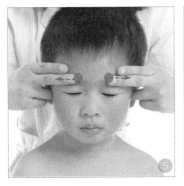
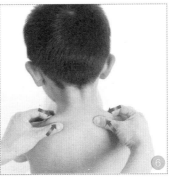

推拿方法

1. 开天门1分钟
2. 拿睛明3～5次
3. 按揉攒竹30秒
4. 揉鱼腰30秒
5. 振按目上眶1分钟
6. 拿肩井3～9次

鼻部推拿，饭好更要闻着香

　　鼻为呼吸之门，外界温差变化时刻影响着宝宝的鼻子，如果空气中充满了雾霾、粉尘、花粉、皮毛等异物，宝宝的鼻子可能就会受到伤害。即使让宝宝躲在家里，也避免不了宝宝鼻塞、流涕的发生。父母不妨通过鼻部保健推拿，让宝宝的鼻腔更好地发育，筑起抵抗疾病的防线。

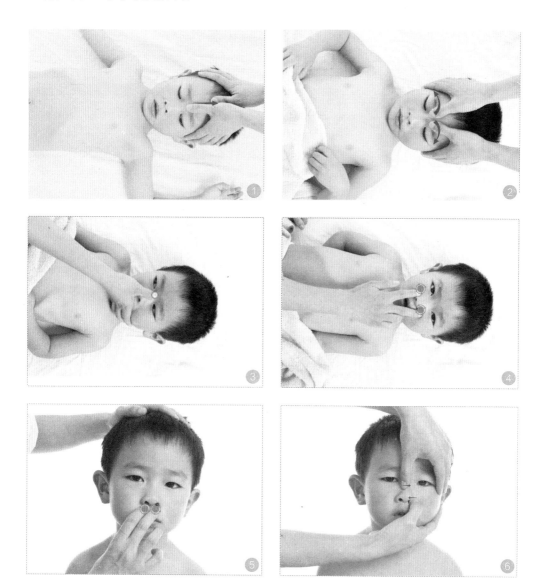

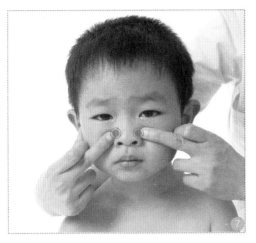
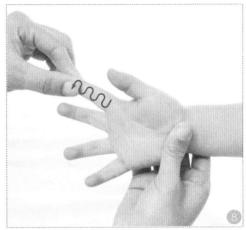

推拿方法

① 开天门 24 次

② 推坎宫 64 次

③ 掐揉山根 10 次

④ 按揉迎香 1 分钟，3 揉 1 按

⑤ 黄蜂入洞 1 分钟

⑥ 扳鼻梁 10 次左右

⑦ 揉鼻通

⑧ 调五经 3～5 遍

让宝宝远离鼻部疾病的五大要点

（1）杜绝灰尘、螨虫、真菌等过敏原。少用地毯，不用羽绒枕头、羽绒被；不要让宝宝亲近猫、狗、鸟等宠物；在花粉播散的季节，不带宝宝去花草树木茂盛的地方。

（2）居室内经常加湿除尘，开窗通风，保持空气新鲜。

（3）注意饮食，不要给宝宝吃辛辣食物、烹炸食品及海鲜。

（4）增强宝宝体质。常带宝宝到户外活动，提高身体对外界气候变化的适应能力和抵抗力。

（5）冷热变化也容易使宝宝发病。天气突然变冷或变热的时候，要及时为宝宝增减衣物。

预防龋齿，不怕甜食诱惑

随着宝宝不断长大，饭量也渐渐增大，同时很多宝宝对甜食喜爱有加。甜食虽然好吃，对牙齿却有伤害，宝宝时刻面临着龋齿的危险。其实，父母大可不必惊慌，推拿可改善口腔的血液循环，促进唾液分泌，加强对牙齿的保护作用，从而预防龋齿的产生。

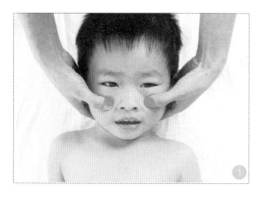

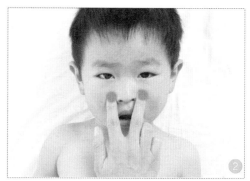

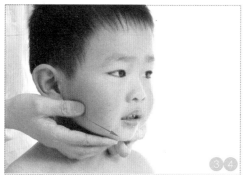

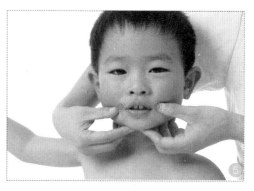

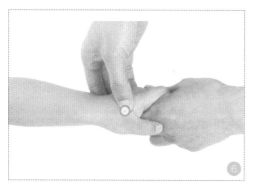

推拿方法

1 点揉四白 50 次

2 点揉迎香 50 次

3 点揉颊车 50 次

4 推下颌骨 5 次

5 点揉地仓 50 次

6 揉掐合谷 5 次

改善过敏体质可以这样按

　　宝宝出生后，其吃、穿、用、呼吸等所有一切都是他不曾接触过的因子。如果宝宝对这些新异因子的应答超出了正常范围，就可发生过敏反应。肺系疾病的咳嗽和哮喘，胃肠的腹泻，皮肤的疹子和瘙痒，都与过敏有关。这时，可通过合适的推拿手法，改善宝宝的体质，减轻过敏现象。

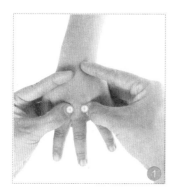

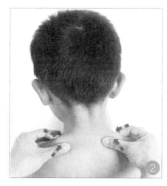

推拿方法

1 掐揉二扇门 20 次

2 拿肩井 20 次

3 拿血海 20 次

4 推箕门 20 次

5 横擦膈俞以透热为度

6 纵向推脊 1 分钟

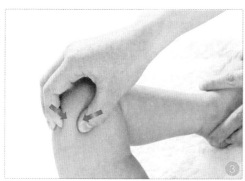

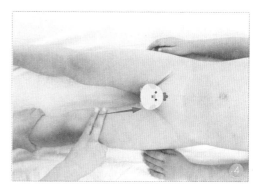

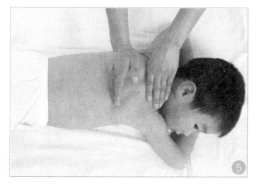

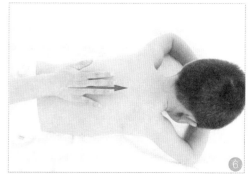

推拿防中暑，清凉一夏天

　　夏季是人体新陈代谢最旺盛的季节，也是宝宝生长发育最快的季节。夏天天气炎热，穿衣过多容易引起宝宝中暑，起痱子也是夏季常见现象。采用推拿当中清心除烦的手法，可以帮助宝宝安然度夏天。

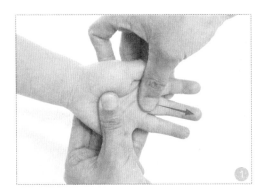

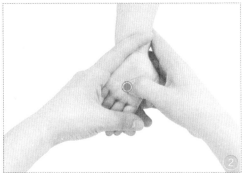

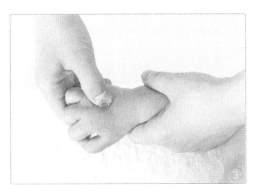

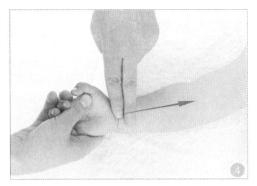

推拿方法

1. 清心经 100 次
2. 按揉内劳官 100 次
3. 按揉外劳官 100 次
4. 清天河水 50 次
5. 退六腑 50 次
6. 横推大椎 20 次

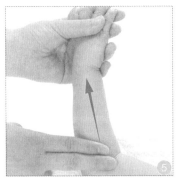

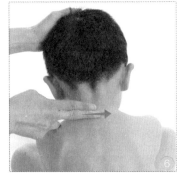

第五章

对症推拿，
和常见病说再见

　　小儿推拿，对很多儿童常见病都有很好的预防和辅助治疗作用。但是小儿推拿不是万能的，不同的病要区别对待。有些病如感冒、咳嗽、发烧、厌食、腹泻、便秘、呕吐、夜啼、尿频、鼻炎等，仅靠小儿推拿就能很好地防治。有些病如剧烈呕吐、高热、急腹症等，可运用小儿推拿，但需要配合其他治疗方法。还有些病则属疑难病，如抽动症、自闭症、听力障碍等，小儿推拿的主要作用在于调理体质，提高生命质量。

感冒

感冒是小儿最常见的疾病，以发热、鼻塞、流涕、打喷嚏、咳嗽为主要表现，俗称"伤风"。伤风也就是轻度的感冒，可不药而愈。对于感冒，国外不主张小儿用药，对抗生素的使用尤其严格。

因为感冒比较常见，所以成人觉得习以为常，但对小儿来说，感冒容易引发高热、惊厥，因此要早防早治。本病以气候骤变及冬春时节多见，此时应注意小儿防寒保暖。患病后宜尽早去医院诊治，日常多休息，多饮水。

中医将感冒分为四时感冒和时行感冒。四时感冒一般无传染性，临床症状较轻；时行感冒具有传染性，临床症状较重。小儿推拿对防治感冒疗效确切，无副作用，应大力推广。

● 基本方 ●

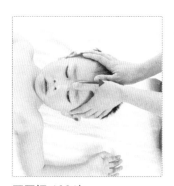

开天门 100 次

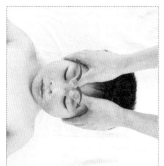

推坎宫 100 次

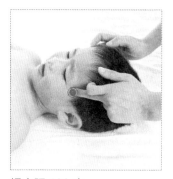

揉太阳 100 次

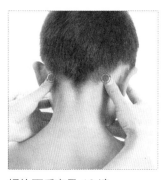

揉掐耳后高骨 10 遍

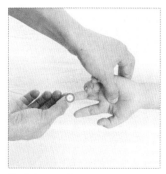

掐心经 50 次

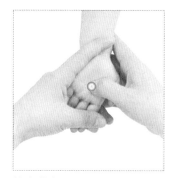

掐内劳宫 50 次

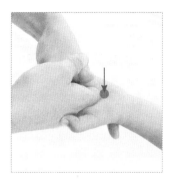

捣小天心 100 次

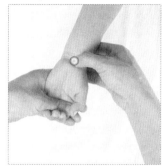

掐总筋 10 次

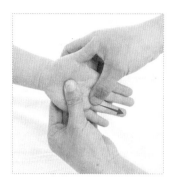

清肺经 500 次

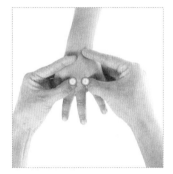

掐二扇门 50 次

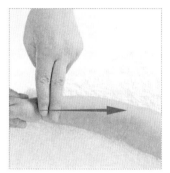

推上三关 200 次

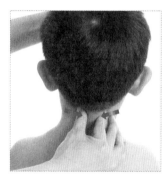

拿风池、拿肩井各 20 次

• 辨证加减 •

风寒感冒

主要表现：患儿自觉怕冷，多加衣被仍感寒冷不能缓解；无汗，鼻流清涕，咽喉不发红。

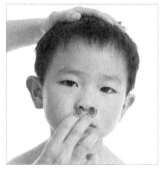

黄蜂入洞手法 30 秒

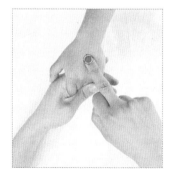

揉外劳宫 100 次

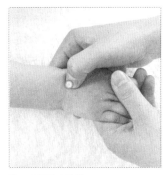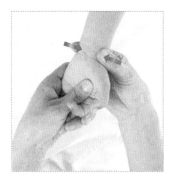

掐一窝风 50 次　　　　拿列缺 20 次

风热感冒

主要表现：发热严重，反复流黄涕，咽部和舌尖发红，嗓子痛，尿黄，有时伴烦躁不安。

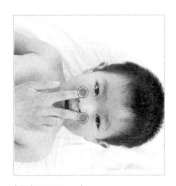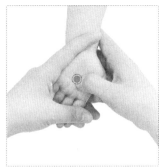

揉迎香 200 次　　　　揉内劳宫 200 次

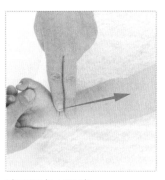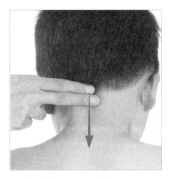

清天河水 100 次　　　　下推天柱骨至局部潮红

暑邪感冒

主要表现：发热，无汗或出汗后仍觉得热，头困身重，如包裹束缚，活动量减少，食欲不振。

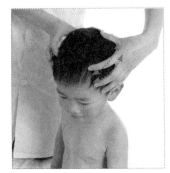

扫散头部 1 分钟

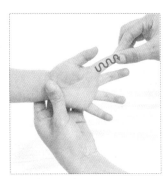

调五经 10 遍

时行感冒（流感）

主要表现：宝宝有接触其他患有流行感冒者的情况，五官等局部症状轻，如目赤咽红，但全身症状重，如肌肉酸痛；发热怕冷，无汗或汗出后仍觉得热。

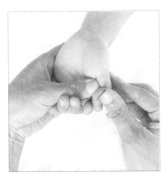

补脾经 300 次

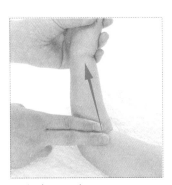

退六腑 200 次

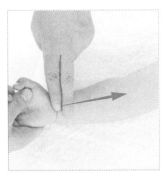

清天河水 200 次

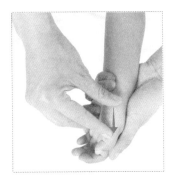

清胃经 200 次

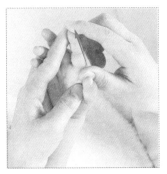

清大肠经 100 次

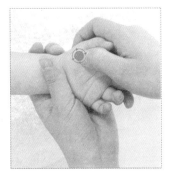

揉板门 100 次

小儿反复感冒

　　父母最怕的就是宝宝反复感冒，它意味着宝宝的适应力与抗病能力较低。感冒是一种常见病，那么，感冒频发到何种程度才算是反复感冒呢？一般来说，每年感冒8次以上，半年内多于6次，就属于反复感冒了。

　　需要提醒父母们，反复感冒约10%可转成肺炎。因此，应找出反复感冒的主要原因，如缺乏锻炼、营养不合理、空气质量差、口腔与咽喉疾病、换季期间室内外温差大等，做好针对性的预防工作。

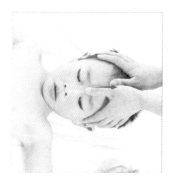

开天门500次

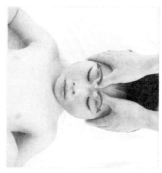

推坎宫500次

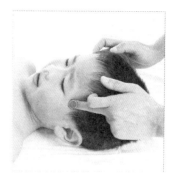

揉太阳500次

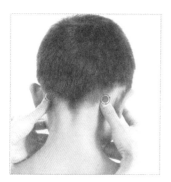

揉掐耳背高骨100次

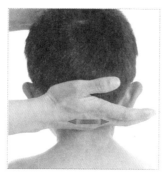

擦头颈之交，以透热为度

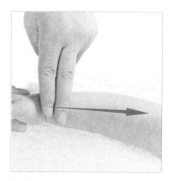

推上三关300次

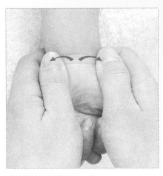

分推手阴阳 50 次

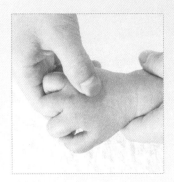

双点外劳宫 100 次

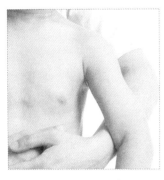

抱肚法操作 5 ～ 10 遍

注　抱肚法的操作手法为：抱患儿同向坐于大腿上，两手从腋下插入，置于腹部，两手掌重叠，掌心向后，两手向后尽力挤压，同时术者配合挺胸、挺腹。从胸部起分别挤压胸廓、脐以上脘腹和脐以下小腹各一次至盆腔底部为一遍。

小儿反复感冒的原因

（1）缺乏锻炼，不耐寒温。

（2）缺乏营养，体质较差。

（3）周围环境恶劣，空气质量差。

（4）宝宝患有某些口腔与咽喉疾病，比如慢性鼻炎、鼻窦炎、扁桃体炎、龋齿等。

（5）季节交替，室内外温差较大。

（6）感冒流行期间宝宝接触了传染源。

咳嗽

　　一听到宝宝咳嗽,父母总会莫名担心,其实咳嗽是人体的一种保护性呼吸反射动作,对维护小儿肺部功能具有重要意义。但要高度重视由疾病引起的咳嗽,如感冒、发热、咽炎、鼻炎等,宜尽早去医院诊治。咳嗽以冬春季多见,且以婴幼儿多发,日常预防感冒对预防咳嗽很重要。

　　中医认为,有声无痰为咳,有痰无声为嗽,有声有痰谓之咳嗽。小儿咳嗽可分为外感咳嗽(风热和风寒)和内伤咳嗽,以外感咳嗽多见。小儿推拿治疗咳嗽有一定疗效,一般外感咳嗽可推3～5天,内伤咳嗽治疗时间相对更长。

● 风寒咳嗽

　　主要表现:咳痰清稀,鼻流清涕。

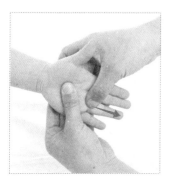

清肺经 500 次

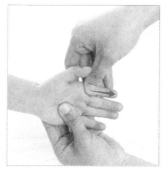

清肝经 500 次

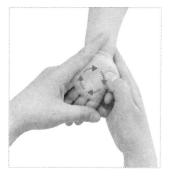

运内八卦 100 次

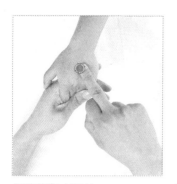

揉外劳宫 100 次

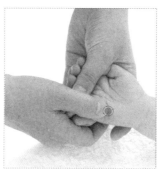

揉掌小横纹 100 次

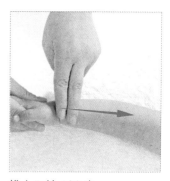

推上三关 100 次

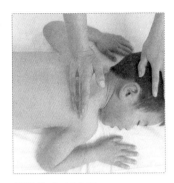

横擦肺俞 100 次

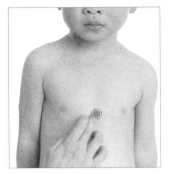

揉膻中 100 次

● 风热咳嗽

主要表现：咳嗽，且痰黄量少不易咳出，鼻流黄涕，喉咙干痛或痒。

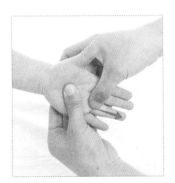

清肺经 400 次

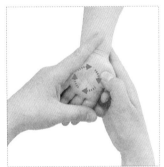

运内八卦 100 次

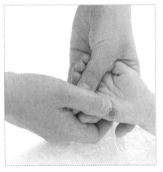

揉掌小横纹 100 次

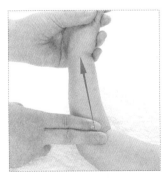

退六腑 200 次

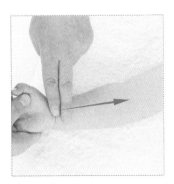

清天河水 200 次

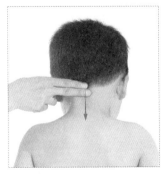

清天柱骨至局部潮红

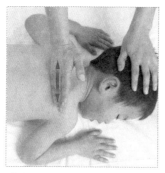

横擦肺俞 100 次

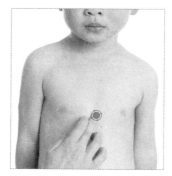

揉膻中 100 次

● 阴虚咳嗽

主要表现：久咳不愈，干咳无痰或少痰，声音嘶哑。

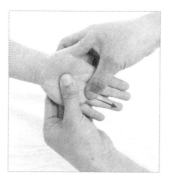

清肺经 500 次

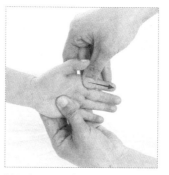

清肝经 500 次

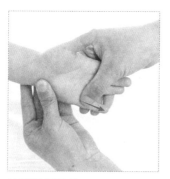

补肾经 300 次

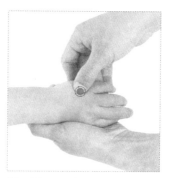

揉二马 300 次

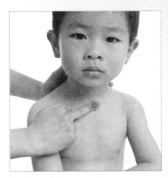

轻揉天突穴 300 次

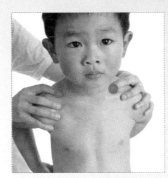

按缺盆 30 秒

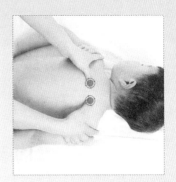

肺俞操作 500 次

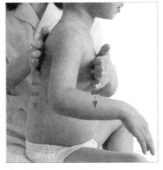

肃肺法 3 ~ 5 遍

注　肃肺法的操作手法为：抱小儿侧向坐于大腿，双掌一前一后夹持小儿前胸与后背，从上至下，依次推抹、搓揉（3 ~ 5 遍）、振拍（3 ~ 5 遍）。

宝宝咳嗽时无须急着用止咳药

咳嗽是一种正常的生理防御反射，是人体自行清除呼吸道黏液的唯一办法。3 岁以下的宝宝咳嗽反射较差，痰液不易排出，咳嗽持续的时间相对要长一些。宝宝早上起床时有几声轻轻的咳嗽，这是正常的生理现象，是在清理晚上积存在呼吸道的黏液，妈妈不必担心。如果妈妈一见到宝宝咳嗽，就给宝宝服用功效较强的止咳药，虽然咳嗽会暂时停止，痰液却不能顺利排出，如果痰液大量积蓄在气管和支气管内，造成气管堵塞，会使咳嗽变得更厉害。所以，当宝宝咳嗽的时候，尽量不要给宝宝用止咳药。

发热

对于状态不好的宝宝，父母们常用摸宝宝的脑门来进行初步判断宝宝是否发热了。医学上，发热是指体温超过了正常标准。正常小儿的腋温在 36.1 ～ 37.0℃之间波动。口温较腋温高 0.2 ～ 0.4℃，肛温较腋温高 0.5 ～ 0.9℃。

发热很常见，在很多疾病中均有表现。流行病学调查显示，发热年龄集中在 0 ～ 9 岁，发热疾病前三位依次为上呼吸道感染、急性扁桃体炎和急性支气管炎。小儿发热为急症，常伴惊风、抽搐，甚至危及生命。小儿体温过快升高或持续高热时，应在积极查明原因的同时及时送医院救治。

• 基本方 •

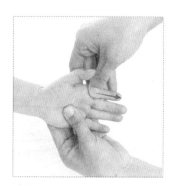

清肝经 300 次

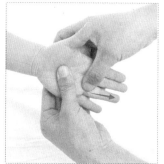

清肺经 300 次

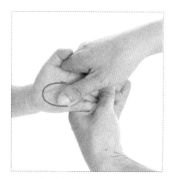

水底捞月 20 次

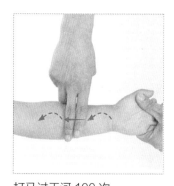

打马过天河 100 次

（操作详见本书 P19）

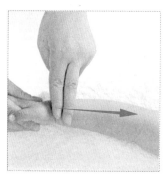

推上三关 300 次

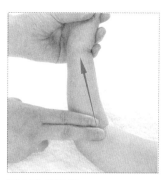

退六腑 200 次

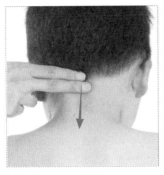 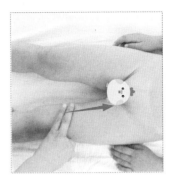

推天柱骨至局部潮红　　　　　推箕门 100 次

• 辨证加减 •

外感发热

主要表现：发热怕冷，咽喉部不舒服，鼻子发堵，流鼻涕，打喷嚏。

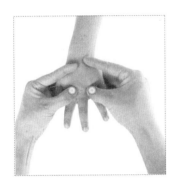 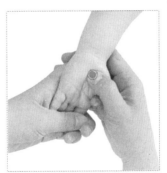 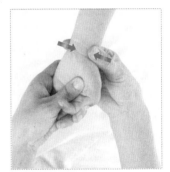

掐二扇门 100 次　　　　掐揉小天心 100 次　　　　拿列缺 100 次

食积发热

主要表现：热度不高，体温一般在 38℃以下，烦躁哭闹，舌红苔燥，胃部灼热胀满，不思饮食或恶心呕吐，常觉烦躁不安，排泄物非常臭，如同腐败的鸡蛋。

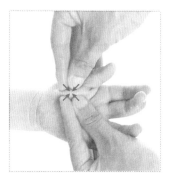

捏挤板门 10 次

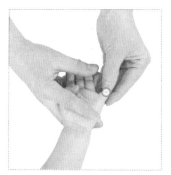

掐四横纹 10 遍

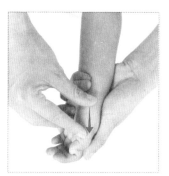

清胃经 500 次

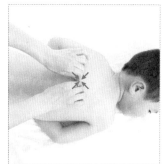

捏脊 6 遍

气虚发热

主要表现：发热轻微且连续不断，怕风多汗，面色萎黄或苍白，常伴反复感冒。

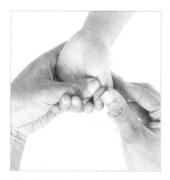

补脾经 500 次

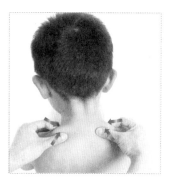

拿肩井 100 次

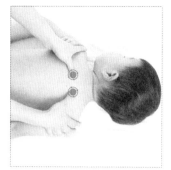

揉肺俞 300 次

阴虚发热

主要表现：长期低热不退，手足心发热，夜间睡觉容易出汗，食欲不振，最突出的特征是在午后出现发热症状。

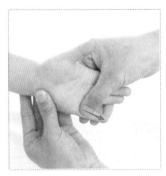

补肾经 200 次

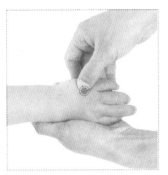

揉二马 100 次

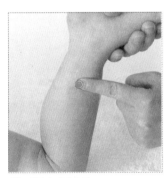

揉三阴交 200 次

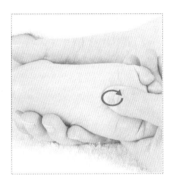

摩涌泉 100 次

　　在宝宝发热时给宝宝洗澡，很容易使宝宝出现寒战，有时还会发生惊厥。发热的宝宝的抵抗力差，如果马上洗澡，容易遭受风寒，引起再次发热。所以，宝宝发热的时候或热退后48小时以内，最好不要给宝宝洗澡。

夏季热

顾名思义，夏季热是一种季节性疾病，以盛夏多见，且秋凉后自行消退。该病主要症状表现为长期发热，不出汗，口渴多尿。发热时小儿的体温多在 38 ~ 40℃，气温越高则体温越高，发热时间多为 1 ~ 2 个月。

该病在我国中部和南部地区多见，以 2 ~ 5 岁的体弱儿童为高发人群。值得欣慰的是，该病可不治而愈，一般不会留下后遗症。但也不能掉以轻心，持续的高热可能会引起各种并发症。

· 基本方 ·

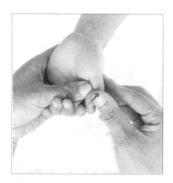

补脾经 500 次

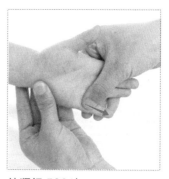

补肾经 500 次

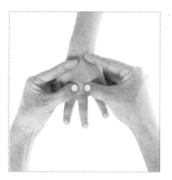

掐揉二扇门 1 ~ 2 分钟
（揉 3 掐 1）

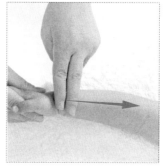

推上三关 200 次

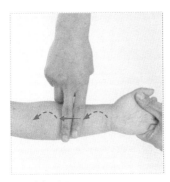

打马过天河

（操作详见本书 P19）

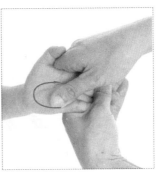

水底捞月 20 次

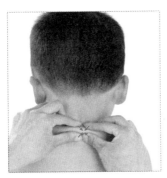

捏挤大椎至局部潮红

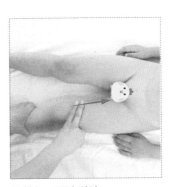

推箕门至局部潮红

蘸水捏脊

蘸水捏脊也是一种较为有效的退烧手法。捏脊具有双向调整作用，既能驱寒，又能清热凉血。由于发烧散热快，捏脊时后背的水干得很快，需要反复蘸水，可操作 20 ～ 30 遍，最后一遍可在宝宝后背的水蒸发干之前，用嘴从下往上吹，直吹到大椎穴，把水汽吹散、吹干。

哮喘

　　哮喘也就是中医中的哮证，"哮必兼喘"，因此称之为哮喘更准确，也更具形象性。它很好地表现了哮喘发作时样子，呼吸急促，喉中哮鸣，严重者不能平卧。

　　哮喘是小儿常见病，发病年龄以 1 ~ 6 岁多见，资料显示，80% 的哮喘 5 岁前首发，50% 在 3 岁左右发病。发作有明显的季节性，且以冬春季节及气候骤变时多发，常在晨起和夜间发作或加剧。鱼腥发物如海鲜、花粉、绒毛及特殊气味如油漆，也都是诱发因素。

　　本病有反复发作、难以根治的特点，但本着"医者精治，患家细防"的原则，多数小儿经规范治疗能够缓解或自行缓解，可逐渐痊愈。若治疗不当，导致发作频繁，长期反复不愈者，则可成为终身痼疾。

● 寒性哮喘

　　主要表现：咳嗽气喘，喉中有哮鸣音（具有音调高、持续时间久和呼气时明显而吸气时基本消失等特征），痰白清稀，身体感到寒冷而手足不温，无汗。

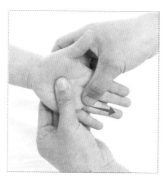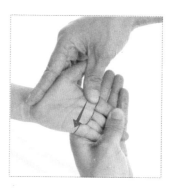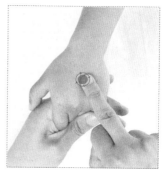

清肺经 100 次　　　　　　　　推小横纹 100 次　　　　　　　揉外劳宫 100 次

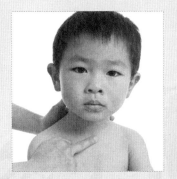

揉天突 300 次

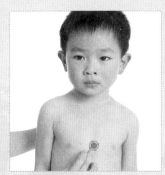

推揉膻中 100 次

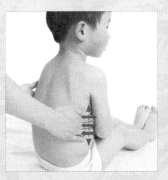

搓摩胁肋 300 次

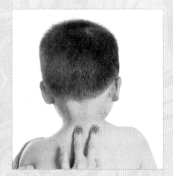

揉定喘 200 次

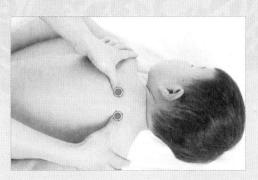

揉肺俞 200 次

● **热性哮喘**

　　主要表现：咳嗽且喘气急促，感觉有痰欲吼，有哮鸣音，所咳之痰呈黄稠状。

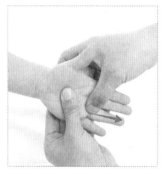
清肺经 100 次

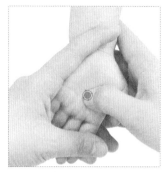
揉内劳宫 100 次

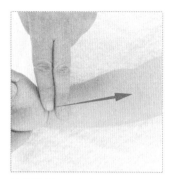
清天河水 100 次

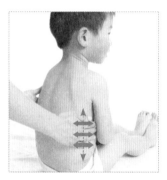
搓摩胁肋 300 次

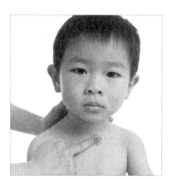
揉天突 300 次

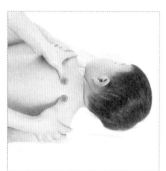
揉肺俞 200 次

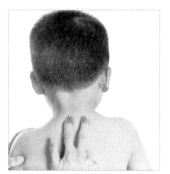
揉定喘 200 次

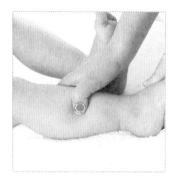
揉丰隆 100 次

● 哮喘缓解期

防治哮喘以增强体质、化痰逐饮为上策，因此要高度重视缓解期调治。

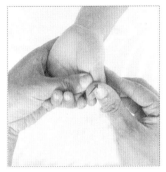
补脾经 500 次

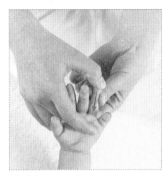
补肺经 500 次

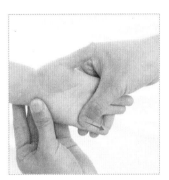
补肾经 500 次

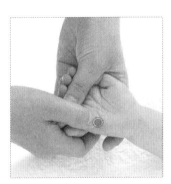
揉掐掌小横纹 200 次

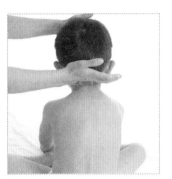
擦头颈之交透热为度

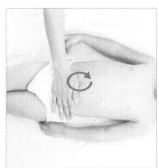
腹部操作

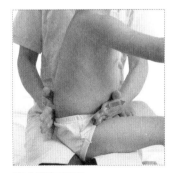
擦小腹与腰骶

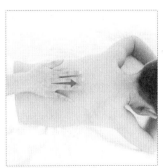
推脊 2 分钟

• 辨证加减 •

肺脾气虚

　　主要表现：面色白且少光泽，自汗，身形疲惫，食量减少，易患感冒。

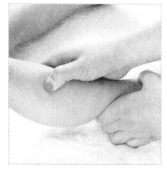

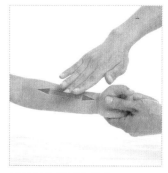

头面四大手法 500 次

（详见 P20）

点足三里 300 次

推擦肺经至局部潮红

肺肾阴虚

　　主要表现：干咳少痰，消瘦气短，入睡后汗出异常。

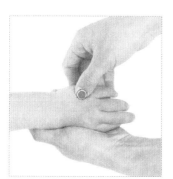

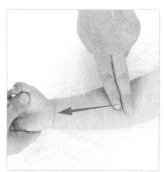

揉二马 300 次

取天河水 1 ~ 3 分钟

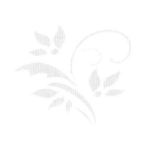

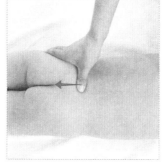

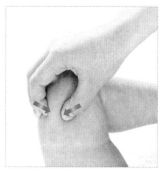

推下七节骨 200 次

拿血海 20 次

喘证

父母们可能会有一个疑问：喘证和哮证有什么区别呢？需要区别对待吗？喘证为各种肺系疾病影响呼吸，以呼吸困难为主要表现，轻者活动时喘气，重者稍动或不动也喘；哮证为发作性疾病，突然发作，突然停止，喉间有痰鸣声响，且多有过敏史。简单地说，哮证比喘证更严重，因此两者需区别对待，治法不同，才符合中医辨证治疗的思想。

喘证多继发各种急慢性疾病，特别是肺系疾病，因此不能简单止喘了事，应注意防治原发病。现代医学中没有喘证这种病症，但支气管炎、肺炎、心衰等疾病都有呼吸困难的表现，当以喘证进行治疗。

● 实喘

主要表现：患儿多体形肥胖或壮实，常为首次发作，发作时呼吸困难、急促，尤其呼气时更加快速，且伴有不断的咳嗽。

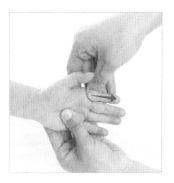

清肝经、清肺经各 500 次

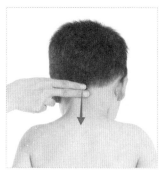

下推天柱骨令热

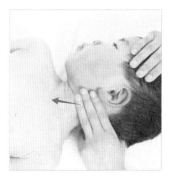

推桥弓左右各 5 ～ 8 次

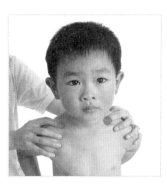

按缺盆 20 次

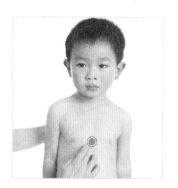

揉膻中 100 次

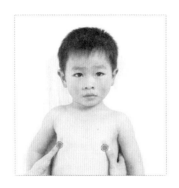

揉乳旁、乳根各 100 次

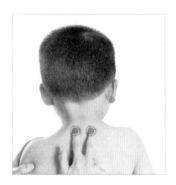

揉定喘穴 100 次

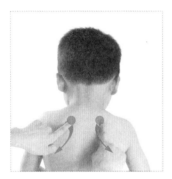

推肩胛骨 20 次

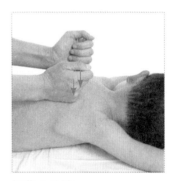

捶背 1 分钟

● 虚喘

　　主要表现：患病时日较长，表现为喘气急促，且稍微运动即出现症状，发病时，呼气用时多，吸气用时少，平时则说话声弱，多汗怕风，反复感冒。

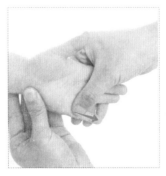

补肾经 500 次

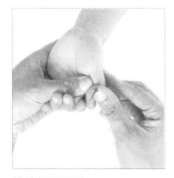

补脾经 500 次

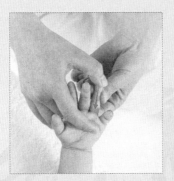

补肺经 500 次

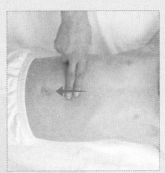

推中脘 24 次

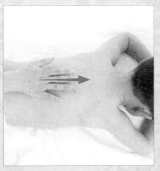

脊背操作 2 分钟

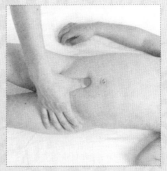

点关元 100 次

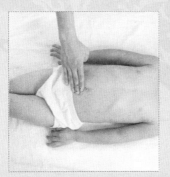

温运丹田（运、振、压、横
擦选一种）

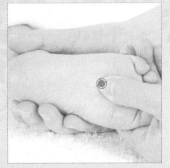

涌泉操作（揉或推）

厌食

　　让众多父母头痛的孩子不爱吃饭，是不是就是厌食呢? 临床上，以较长一段时间食欲不振，食量减少，甚至厌恶进食为特征，才称之为厌食。本病四季均可发生，而夏季暑湿当令之时，症状则更为明显。

　　宝宝一般不会无缘无故地厌食，喂养不当是厌食的主要原因。很多父母都不缺喂养热情，却缺乏科学喂养知识，让宝宝乱吃零食，过食冷饮，乱给"营养食品"，一些高蛋白、高糖食品使宝宝食欲下降。正常儿童每隔 3 ~ 4 小时胃内容物要排空、血糖要下降就会产生食欲。如果吃饭不定时，饭前吃零食或糖果，胃内总有东西、血糖不下降，就不会有食欲。

　　发病年龄以 1 ~ 6 岁多见，病程较长，很难确定发病日期。长期厌食可导致营养不良，抗病能力下降，而易罹患其他疾病，乃至日渐消瘦转为疳证。

● 脾失健运型

　　主要表现: 食欲不振，食量减少，形体、精神却正常如初。

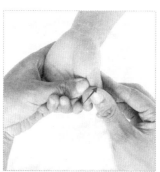

补脾经 300 次

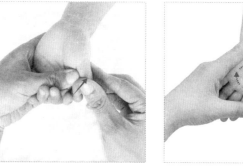

运内八卦 200 次

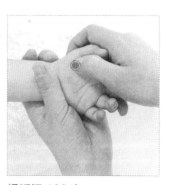

揉板门 100 次

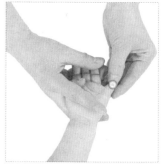

掐揉四横纹 100 次

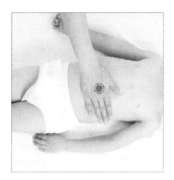

揉中脘 100 次

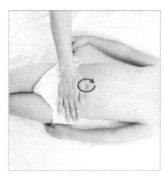

摩腹 200 次

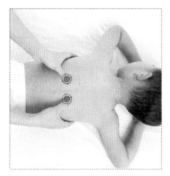

按揉肝俞 200 次

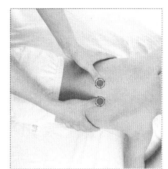

按揉脾俞、胃俞各 200 次

● 脾胃气虚型

主要表现：不思母乳或饮食，且食量减少，面色晦暗不光泽，肢倦乏力。

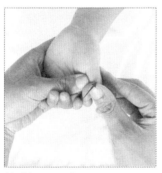

补脾经 300 次

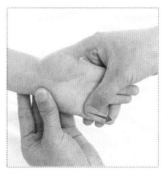

补肾经 200 次

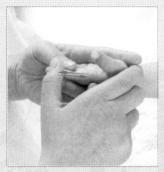

推大肠经 200 次

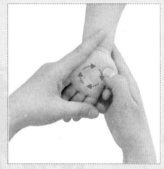

运内八卦 300 次

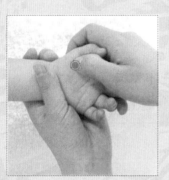

揉板门 100 次

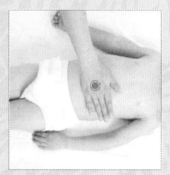

揉中脘 100 次

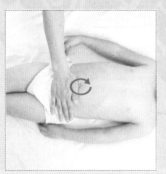

摩腹 200 次

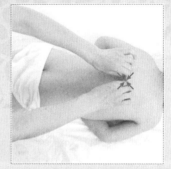

捏脊 20 次

• 胃阴不足型

主要表现：食少饮多，大便偏干。

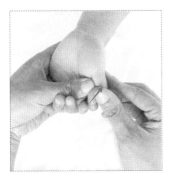

补脾经 300 次

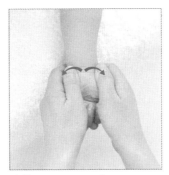

分推手阴阳 300 次

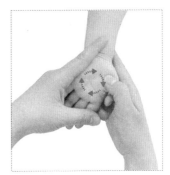

运内八卦 200 次

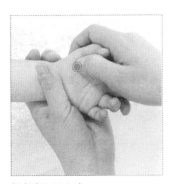

揉板门 100 次

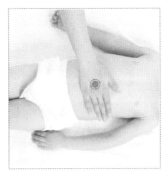

揉中脘 100 次

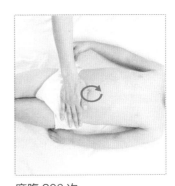

摩腹 200 次

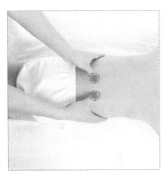

按揉肾俞、胃俞各 100 次

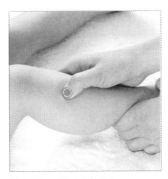

按揉足三里 100 次

积滞

积滞与现代医学消化功能紊乱、功能性消化不良等类似，表现为不思乳食、食而不化、脘腹胀满、嗳气酸腐、大便不调等特征。

积滞一年四季均可发生，尤以夏秋季节发病率较高，可归因于先天禀赋不足或病后脾胃虚弱，更与喂养不当有关：母乳喂养时，过急过量，冷热不调；食物喂养时，偏食嗜食，暴饮暴食，或过食肥甘生冷，或添加辅食过快。

古籍有"积为疳之母，无积不成疳"之说，本病经积极治疗后即可痊愈，但不加重视或治疗时间过长，则影响小儿营养吸收和生长发育，进而转化为疳证。

● 乳食内积型

主要表现：不思乳食，胃部胀痛，爱打饱嗝伴有酸腐味，大便酸臭。

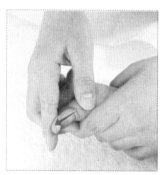
清脾经 300 次

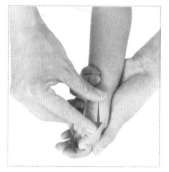
清胃经 300 次

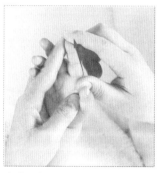
清大肠经 300 次

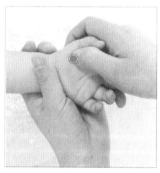
揉板门 200 次

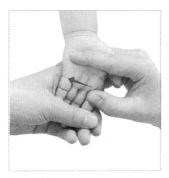

推四横纹 100 次

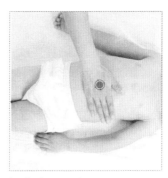

揉中脘 300 次

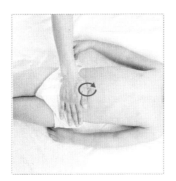

顺时针摩腹 300 次

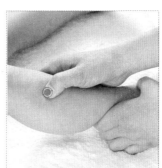

按揉足三里 100 次

● 脾虚夹积型

主要表现：不思乳食，腹部胀满，且按后觉得舒服，面黄色疲，大便酸臭。

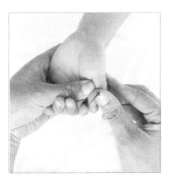

补脾经 100 次

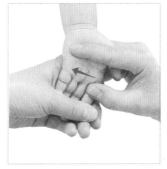

推四横纹 100 次

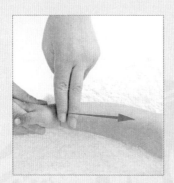

推上三关 300 次

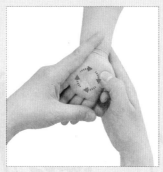

运内八卦 300 次

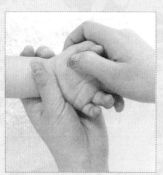

揉板门 200 次

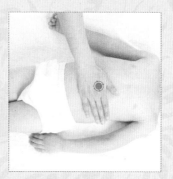

揉中脘 200 次

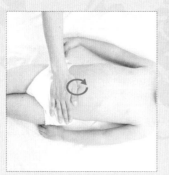

顺时针摩腹 300 次

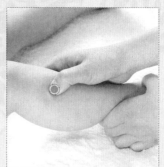

按揉足三里 100 次

便秘

便秘不仅是排便困难，还表现在两个方面：大便艰涩难通和两次大便时间间隔时间延长。前者表现为，大便干燥、坚硬，秘结不通，或虽有便意而排不出大便；后者指排便次数明显减少，排便时间间隔较久（大于2天），无规律。

便秘一年四季均可发病。小儿便秘绝大多数与生活环境、精神因素和排便习惯等有关，区别于生理性便秘，学术上将其称为功能性便秘。

由于排便困难，部分小儿可出现食欲不振，睡眠不安，或由于便时努力，引起肛裂、脱肛或痔疮。若便秘长期未能得到有效治疗，可影响小儿生长发育及身心健康。

由于排便过程符合机械力学原理，推拿本身具有机械力学特征。所以，推拿是防治小儿便秘十分有效的方法。

• 基本方 •

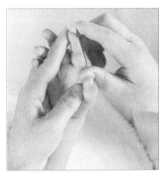

清大肠经 500 次

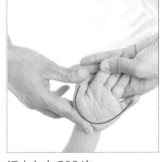

运土入水 200 次

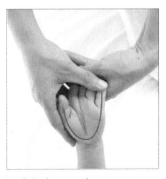

运水入土 200 次

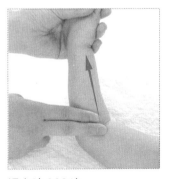

退六腑 300 次

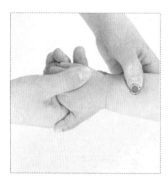

揉膊阳池 500 次

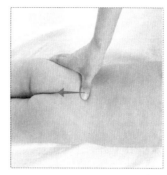

推下七节骨 100 次

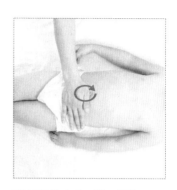

腹部操作（摩、按、揉）

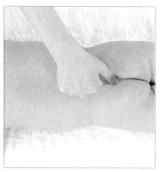

揉龟尾 200 次

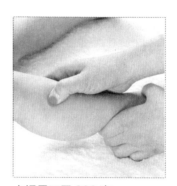

点揉足三里 300 次

● 辨证加减 ●

实秘

主要表现：曾有哺乳、喂养不当的情况，便秘腹胀；大便干硬，排出困难，口臭。

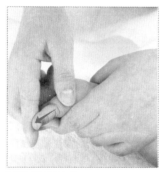

清脾经 500 次

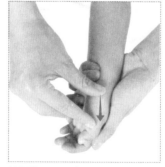

清胃经 500 次

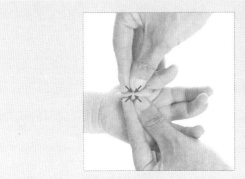

捏挤板门 10 次

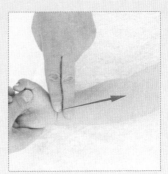

清天河水 200 次

虚秘

主要表现：虽有便意，却排出困难，神倦懒言，面色白且少光泽。

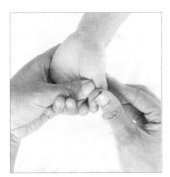

补脾经 500 次

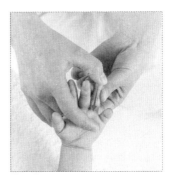

补肺经 500 次

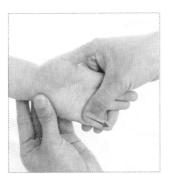

补肾经 500 次

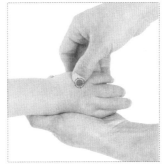

揉二马 300 次

腹泻

　　几乎每个宝宝都不止一次发生过腹泻，尤其是年龄较小的宝宝。腹泻多发于夏秋季节，以3岁以下的婴幼儿多见，年龄越小发病率越高。若腹泻严重，可出现高热、皮肤干瘪、囟门凹陷等危症，甚至转化为惊风抽搐；若腹泻日久不愈，常导致营养不良，影响健康发育。小儿腹泻常由饮食不当，饮食不干净，或细菌感染引起。腹泻是我国提出重点防治的威胁婴幼儿正常生长和生命健康的"小儿四病"之一，应积极进行防治。

● 寒湿泻

　　主要表现：大便清稀夹有泡沫，臭味不是很重，伴有肠鸣腹痛症状。

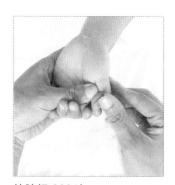

补脾经600次

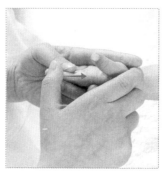

补大肠经300次

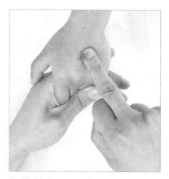

揉外劳宫300次

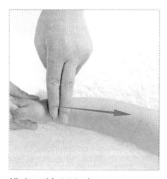

推上三关300次

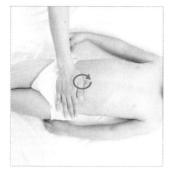

摩腹600次

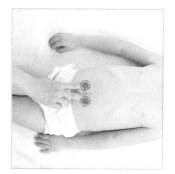

揉天枢300次

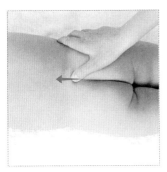
推上七节骨 100 次

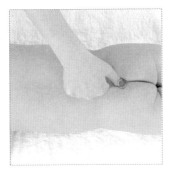
揉龟尾 200 次

• 湿热泻

主要表现：便意来得急，且排便一泻而下，便稀味臭，便量多，次数频。

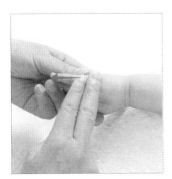
清小肠经 500 次

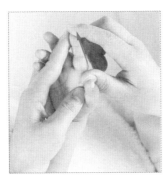
清大肠经 500 次

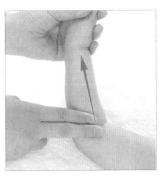
退六腑 500 次

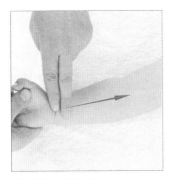
清天河水 300 次

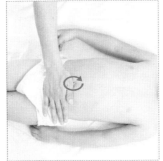
摩腹 300 次

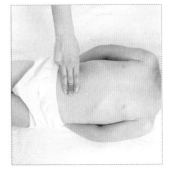
揉脐 500 次

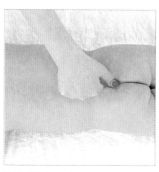

揉龟尾 200 次

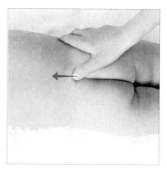

推上七节骨 100 次

• 伤乳食泻

主要表现: 有母乳、饮食喂养不当的情况, 大便酸臭或如腐败鸡蛋的味道, 腹痛欲泻, 泻后则痛减轻。

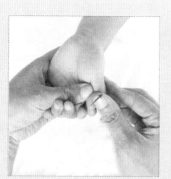

补脾经 600 次

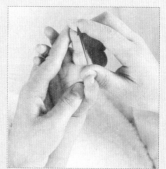

清大肠经 200 次

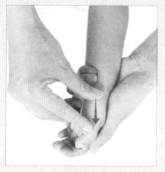

清胃经 200 次

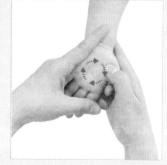

运内八卦 300 次

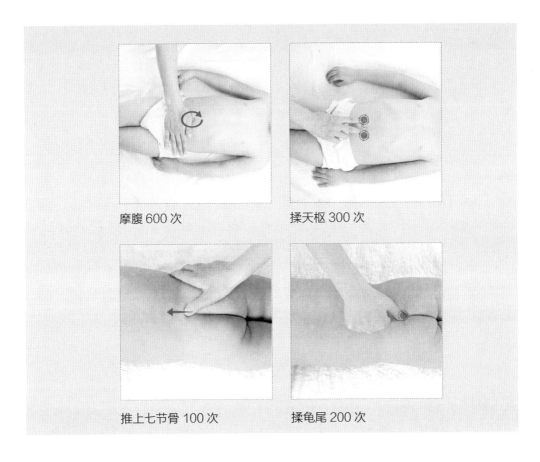

摩腹 600 次

揉天枢 300 次

推上七节骨 100 次

揉龟尾 200 次

• 脾肾虚泻

主要表现：常于食后出现病情，且反复发作，并伴有面色萎黄、精神萎靡、食量减少等症状。

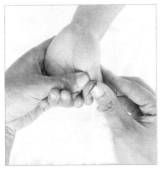

补脾经 600 次

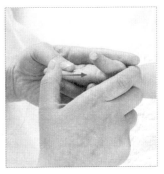

补大肠经 600 次

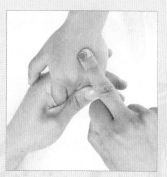

揉外劳宫 200 次

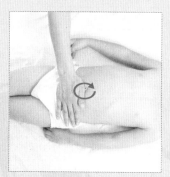

摩腹 600 次

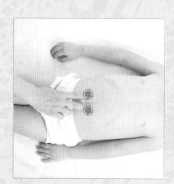

揉天枢 300 次

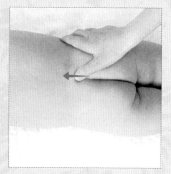

推上七节骨 200 次

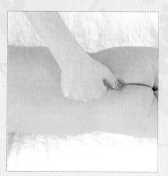

揉龟尾 200 次

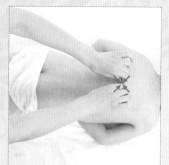

捏脊 20 次

呕吐

　　一般认为，有物有声谓之呕，有物无声谓之吐，有声无物谓之哕。由于呕与吐经常同时发生，故称之呕吐。

　　呕吐分生理性和病理性两种。小儿脏腑娇嫩，脾胃虚弱，如果喂养不当，吸入过多空气，出现乳后有少量乳汁倒流口腔，从口角溢出，称为溢乳，不属病态。病理性反流即胃食管反流病，常常发生于睡眠、仰卧位及空腹时，随着宝宝直立体位时间和固体饮食的增多，到 2 岁时 60% 的宝宝症状可自行缓解，部分宝宝症状可持续到 4 岁以后。

　　呕吐经积极治疗，一般可痊愈。小儿推拿治疗呕吐，运用得法则效果良好。

● **伤乳食吐**

　　主要表现：有母乳、饮食喂养不当的情况，呕吐物多为酸臭乳块或不消化食物残渣。

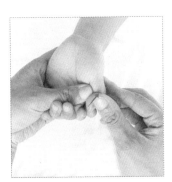

补脾经 400 次

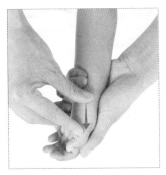

清胃经 300 次

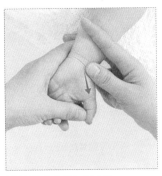

横纹推向板门 400 次

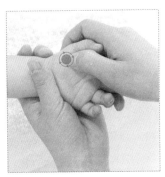

揉板门 200 次

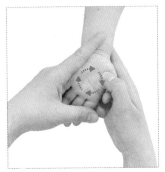

运内八卦 400 次

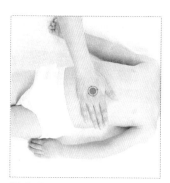

揉中脘 200 次

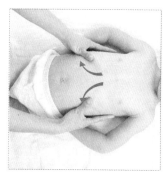

分推腹阴阳 200 次

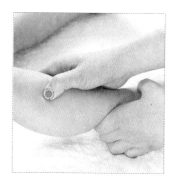

按揉足三里 200 次

● 胃寒吐

主要表现: 食后间隔较长时间才吐, 有时甚至早晨吃, 到晚间才吐, 呕吐物清稀无臭, 精神萎靡, 面色苍白, 手脚冰凉, 小便色清, 大便溏薄。

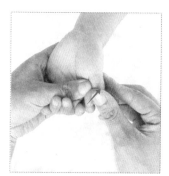

补脾经 400 次

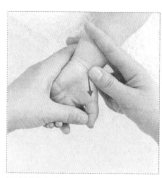

横纹推向板门 400 次

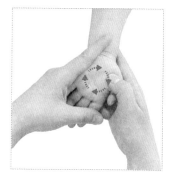

运内八卦 400 次

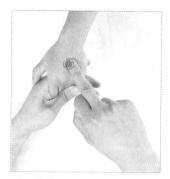

揉外劳宫 100 次

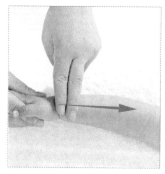

推上三关 100 次

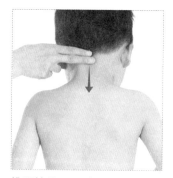

推天柱骨 200 次

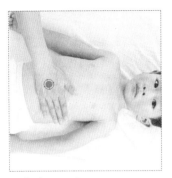
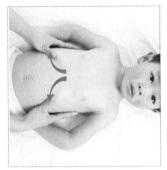

揉中脘 300 次 分推腹阴阳 200 次

● **胃热吐**

主要表现：食后即吐，呕吐时呈喷射状，呕吐物酸臭或是黄水，身体热，心烦口渴，大便稀臭或便结不通，小便短黄，唇干舌红。

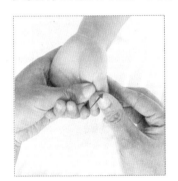
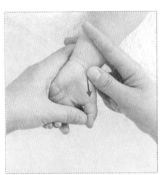
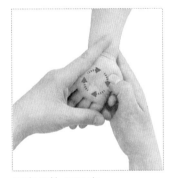

补脾经 400 次 横纹推向板门 400 次 运内八卦 400 次

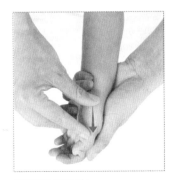
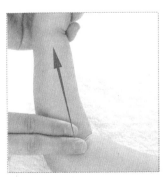
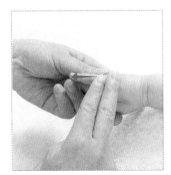

清胃经 200 次 退六腑 200 次 清小肠经 100 次

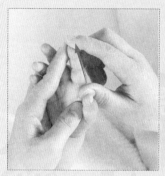

清大肠经 100 次

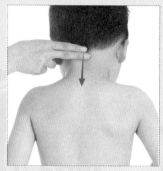

推天柱骨 200 次

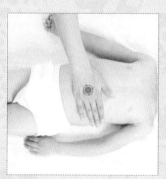

揉中脘 100 次

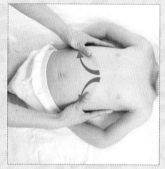

分推腹阴阳 100 次

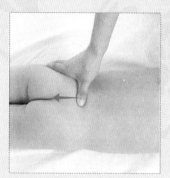

推下七节骨 100 次

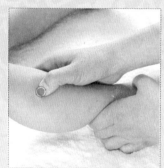

按揉足三里 100 次

腹痛

　　腹痛难忍，对于这种感觉，成人在痛定思痛时，会做出各种描述，甚至说是一种劫后余生的感觉。婴幼儿不能或不善表达，唯有啼哭和表现出精神状态异常，父母平时要仔细观察。

　　腹痛是儿科消化道疾病的重要信号。但这种信号只是表明了痛，却很难说清楚它为什么痛，哪里痛。因为小儿腹痛病因复杂，可在多种内科、外科疾病中出现，其发病无季节性，任何年龄都可发生，医生对诊断小儿腹痛都很慎重。所以，父母不应以疼痛的程度来推测病情，在诊断不明、自行处理无把握的情况下，最好的办法是尽早带孩子就医。

　　推拿具有机械力学特点，是缓解腹痛的好方法。推拿适应的腹痛是除小儿急腹症之外的腹痛。

● 腹部中寒型

　　主要表现：疼痛比较剧烈，呈阵发性，腹部得温则疼痛缓和，遇寒则疼痛加重。

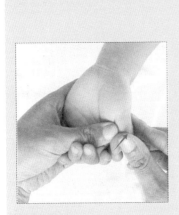
补脾经 300 次

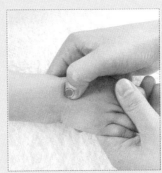
揉一窝风 300 次

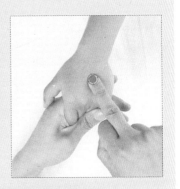
揉外劳宫 300 次

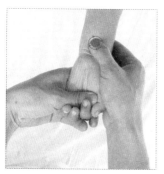

按揉内关 300 次

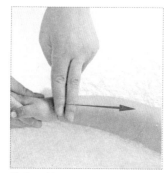

推上三关 100 次

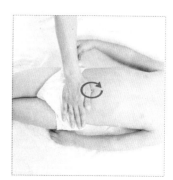

摩腹 100 次

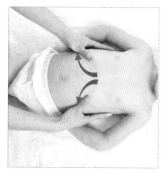

分推腹阴阳 20 ~ 30 次

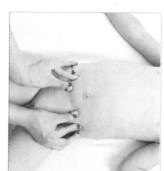

拿肚角 100 次

● 乳食积滞型

主要表现：腹部胀满，疼痛拒按，有打嗝呕吐症状，且味酸腐。

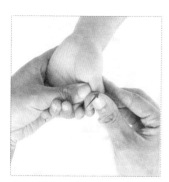

补脾经 300 次

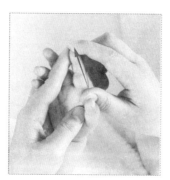

清大肠经 300 次

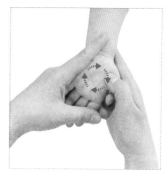

运内八卦 300 次

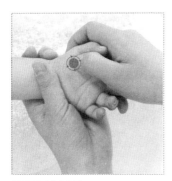

揉板门 200 次

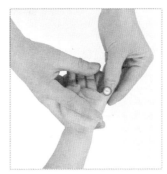

掐揉四横纹 200 次

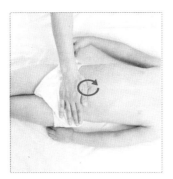

摩腹 100 次

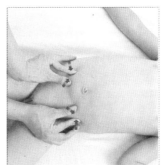

拿肚角 100 次

● 脾胃虚寒型

主要表现：腹痛轻微且连续不断，喜温喜按，面白神倦。

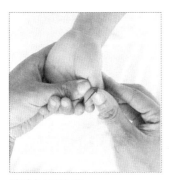

补脾经 300 次

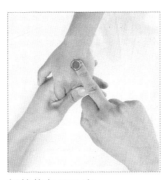

揉外劳宫 200 次

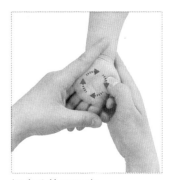

运内八卦 200 次

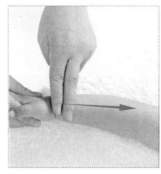

推上三关 300 次

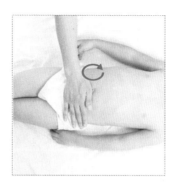

摩腹 100 次

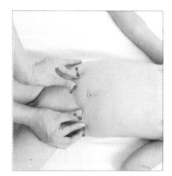

拿肚角 100 次

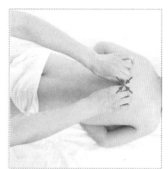

捏脊 30 次

预防腹痛，生活方式很关键

孩子腹痛多是因生活不规律，喂养不当而致，因此，调整生活方式极为重要。添加辅食应循序渐进，不可过多过杂，以易消化的食物为主。吃饭时要细嚼慢咽，不要吃得过饱。进食时不宜运动，饭后半小时也不宜剧烈活动，不可空腹饮食过凉食物，同时还要讲究卫生。

流口水

小儿唾液过多并不自主地从口中流出，即俗称的"流口水"，中医则称"滞颐"。本病多见于3岁以下小儿，常发生在断奶前后。如一过性，或因食物刺激、乳牙萌生等原因而流口水，则为非病态。

西医认为其为唾液分泌过旺，可见于正常生长发育，也可见于某些疾病，如消化不良、疱疹性口腔炎、牙病、脑瘫等。中医则认为脾胃虚弱、脾胃湿热导致了流口水。

流口水可不是仅仅影响美观那么简单，它可导致下颌皮肤潮湿发炎而糜烂。

因为推拿可直接于口颌部操作，对本病的治疗有优势。

● 中焦蕴热型

主要表现：口水黏稠，口气难闻，食欲不振，腹胀，大便干涩难通或热臭，小便黄赤。

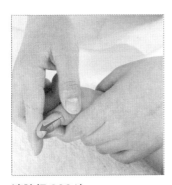

清脾经300次

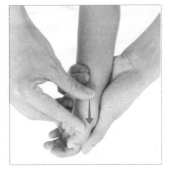

清胃经300次

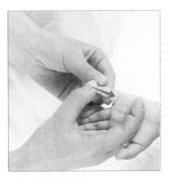

清肾经300次

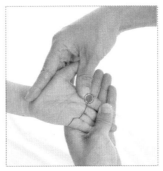

揉掐小横纹1~2分钟（揉3掐1）

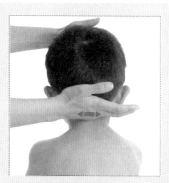

横擦风府令热

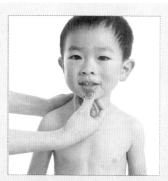

掐揉承浆1~2分钟（揉3掐1）

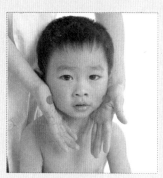

振按颊车50次

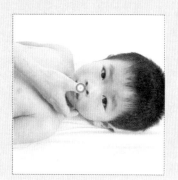

掐人中10次

● 脾肾两虚型

主要表现：口水清稀，口淡无味，面黄肌瘦，不爱说话，饮食减少，大便稀薄。

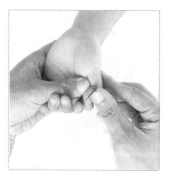

补脾经300次

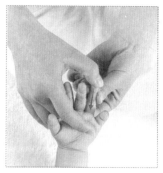

补肺经300次

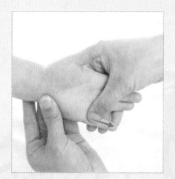

补肾经 300 次

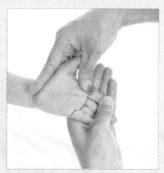

揉掐小横纹 100 次

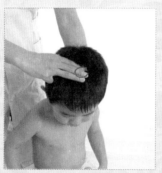

轻摩百会 100 次

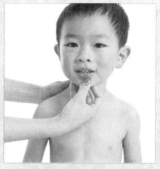

掐揉承浆 50 次

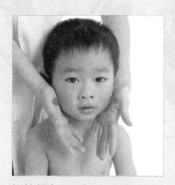

振按颊车 50 次

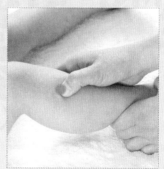

点足三里 300 次

鹅口疮

　　鹅口疮是一种口腔疾病，以口腔、舌上散在或满布白色屑状物为特征。因其白屑状如鹅口，色白如雪片，故又称"鹅口病""雪口病"。本病无明显季节性，好发于新生儿、早产儿，以及体质虚弱、营养不良、久病久泻、过度使用抗生素的小儿。

　　本病症状一般较轻，经积极治疗可痊愈；重度患儿则白屑堆积，可蔓延至咽喉，影响吮乳、呼吸、消化，小儿多表现为哭闹拒食，甚至危及生命。治疗鹅口疮应以药物治疗为主，推拿可以作为辅助办法。

• **心脾积热型**

　　主要表现：口腔内白屑多，白屑周围多红肿，面红唇赤。

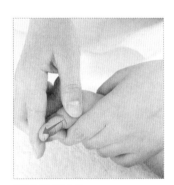

清脾经 300 次

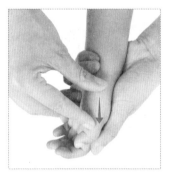

清胃经 200 次

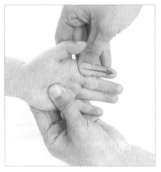

清肝经 300 次

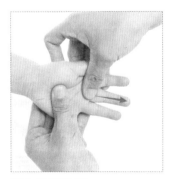

清心经 300 次

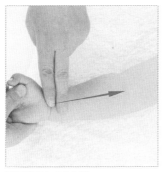

清天河水 200 次

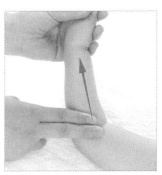

退六腑 200 次

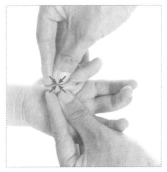

捏挤板门 50 次

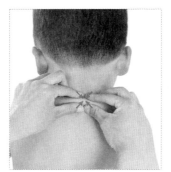

捏挤大椎 10 次

● 虚火上炎型

主要表现：口腔内白屑比较分散，且周围红肿不严重。

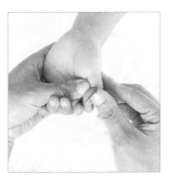

补脾经 300 次

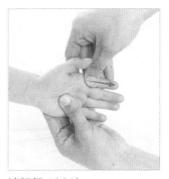

清肝经 100 次

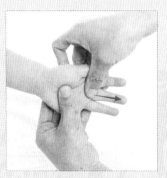

清心经 300 次

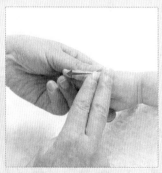

清小肠经 300 次

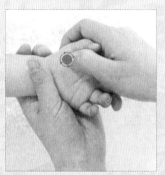

揉板门 200 次

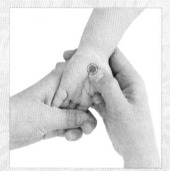

揉小天心 100 次

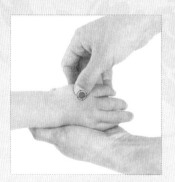

揉二马 200 次

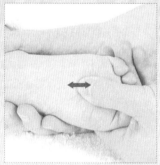

搓摩涌泉至热

口腔溃疡

中医称之为口疮，以齿龈、舌体、两颊、上腭等处出现黄白色溃疡且疼痛为主要特征，或伴有发热、流涎等症状。若溃疡面积较大，甚至满口糜烂者，称为口糜。以黏膜破损为主称为口腔溃疡，溃疡发生在口唇两侧，则称为疱疹。

本病无明显季节性，以婴幼儿多见，发病时，局部疼痛、灼热，患儿常哭闹拒食。应积极进行治疗，该病易于恢复，但少数体质虚弱患儿，可反复发生，迁延难愈。口腔溃疡多由细菌、病毒等感染所致，食具消毒不严、口腔不洁等则为常见诱发因素，可有针对性地预防。

• 基本方 •

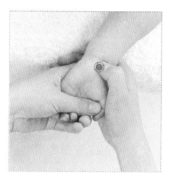

掐揉总筋 10 ~ 20 遍

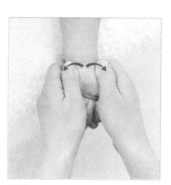

分推手阴阳 200 次

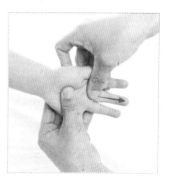

清心经 500 次

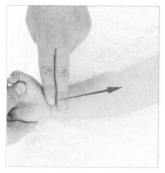

清天河水 500 次

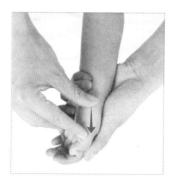

清胃经 300 次

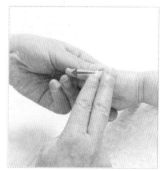

清小肠经 300 次

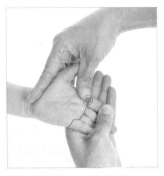

掐揉小横纹 1 ~ 2 分钟

（揉 3 掐 1）

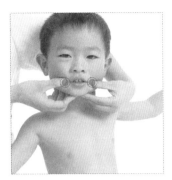

掐揉地仓 100 次

● 辨证加减 ●

风热乘脾型

主要表现：口腔出现溃疡，有疼痛感，且流口水，伴发热或咽喉肿痛。

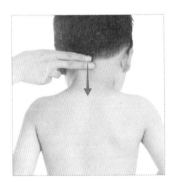

推天柱骨 100 次

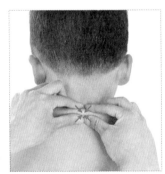

捏挤大椎 10 次

心脾积热型

主要表现：溃疡以口舌处分布较多，色赤疼痛，小便短赤。

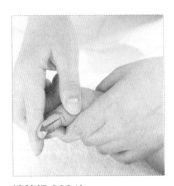

清脾经 300 次

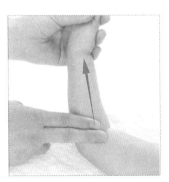

退六腑 200 次

虚火上浮型

主要表现：溃疡稀疏散发，疼痛不严重，但表现为反复发作。

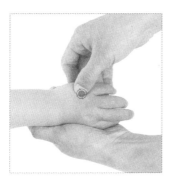

揉二马 300 次

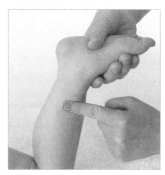

揉三阴交 300 次

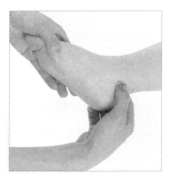

揉太溪 300 次

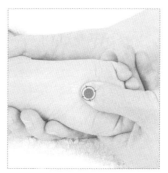

揉涌泉 300 次

治疗宝宝口腔溃疡的偏方

（1）将 1～2 片维生素 C 药片压碎，撒于溃疡面上，让宝宝闭口片刻，每日 2 次。这个方法虽然很有效，但是会引起一定的疼痛，年龄稍小的宝宝可能会不太配合。

（2）用 1 小勺全脂奶粉加少许白糖，用开水冲服，每天 2～3 次。临睡前冲服效果最佳，通常服用 2 天后溃疡即可消失。

（3）取少量西瓜瓤挤取瓜汁后含于口中，2～3 分钟后咽下，再含服西瓜汁，反复数次。每天 2～3 次。

脱肛

　　脱肛又名直肠脱垂，是小儿临床常见的疾病之一，究其原因，与婴幼儿肛门局部解剖结构上发育不全，支持直肠的组织较弱以及长时期的腹内压增高等因素有关。多见于 3 岁以下儿童，轻者脱垂物可自行归位，随病情发展，则需要用手回纳。严重的腹泻、便秘等，甚至咳嗽、喷嚏等增加腹压时，都会引发脱肛的出现，给患儿的健康带来了极大的威胁。

● 气虚脱肛

　　主要表现：大便时直肠黏膜脱出肛门，不肿不痛，且便后可以自行缩回；若脱肛日久，则难以自行缩回，脱出的直肠呈淡红色，伴有少量黏液。

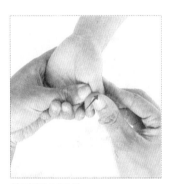

补脾经 300 次

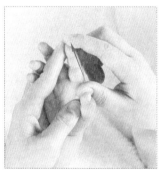

补大肠经 300 次

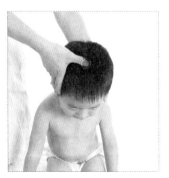

揉百会 200 次

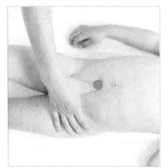

按揉关元、气海各 200 次

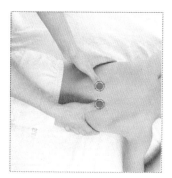

揉脾俞 200 次

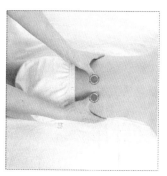

揉肾俞 200 次

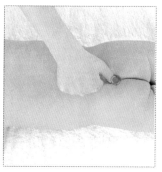

揉龟尾 200 次

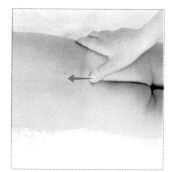

推上七节骨 100 次

● 湿热脱肛

主要表现：肛门脱出后难以自行缩回，脱出的直肠颜色鲜红，有少量鲜红渗出液。

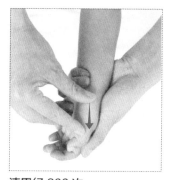

清胃经 300 次

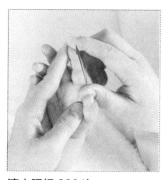

清大肠经 300 次

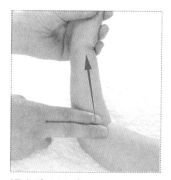

退六腑 300 次

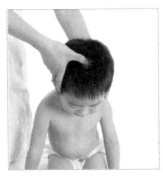

揉百会 100 次

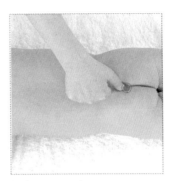

揉龟尾 100 次

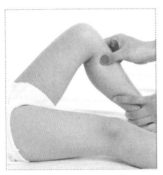

按揉阴陵泉 100 次

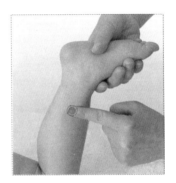

按揉三阴交 100 次

小儿脱肛的预防

（1）要及时治疗可使患儿腹内压增高的疾病如百日咳、便秘等，减少或避免患儿的剧烈哭闹，纠正不良的排便习惯，如坐便盆时间过长、排便不定时等。

（2）对营养不良，身体虚弱引起的脱肛要给以充足的营养食物，如鸡蛋、虾蟹、海鱼、瘦肉、豆类、米面、蔬菜、水果等，以增加营养。

（3）脱肛的发生与腹肌和肛周肌肉的松弛有关，故应注意加强这两部分肌肉的锻炼，增加其收缩力。

夜啼

　　成人有失眠，宝宝的表现则为夜啼。有的宝宝白天一切正常，可一到夜晚睡眠时就有问题了，时醒时睡，或者莫名地大哭一场。这样的情况既影响宝宝的正常发育，又让父母感到身心俱疲。

　　本病多见于1岁以内的哺乳婴儿。现代医学认为，与神经发育不良有关；中医则认为是阴阳不调，天人不能合一。夜啼，是指夜间不明原因的啼哭。更多的啼哭是能找到诱发原因的，饥饿、惊恐、尿布潮湿、衣被过热或过冷等均可引起啼哭，而此时若喂以乳食、安抚亲昵、更换潮湿尿布、调节冷暖后，啼哭即可停止，不属病态。由于发热、腹痛或其他疾病引起的啼哭，则应及时治疗疾病。

● 脾虚中寒型

　　主要表现：哭声低弱，手脚发凉，吃得较少且大便稀薄，脸色青白，口舌淡白，睡觉时呈蜷曲状。

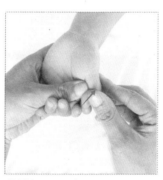

补脾经 300 次

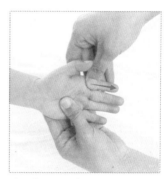

清肝经 300 次

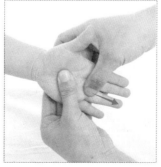

清肺经 300 次

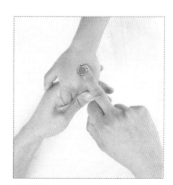

揉外劳宫 300 次

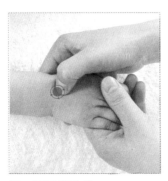

揉一窝风 300 次

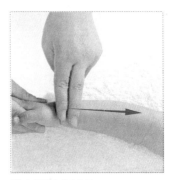

推上三关 300 次

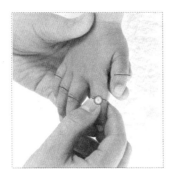

揉掐五指节 20 次（揉 4 掐 1）

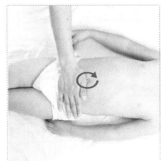

摩腹 10 分钟

• 心经积热型

主要表现：哭声响亮，面赤唇红，小便色黄，大便干，看上去烦躁不安，害怕灯光刺激。

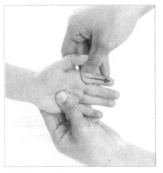

清肝经 300 次

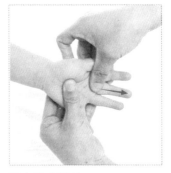

清心经 300 次

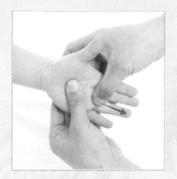

清肺经 300 次

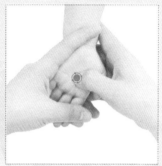

揉内劳宫 100 次

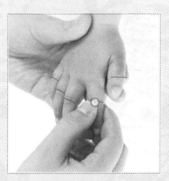

揉掐五指节 20 次（揉 4 掐 1）

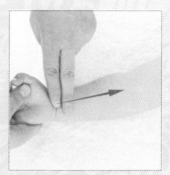

清天河水 300 次

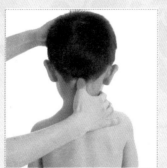

点揉风府 500 次

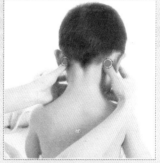

掐揉耳后高骨 200 次

● 暴受惊恐型

主要表现：夜间突然啼哭，哭声惨而紧，心神不宁。

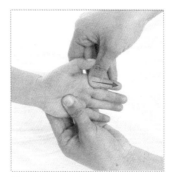

清肝经 300 次

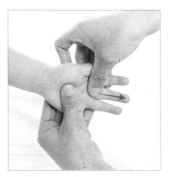

清心经 300 次

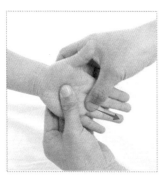

清肺经 300 次

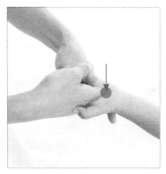

捣小天心 20 次

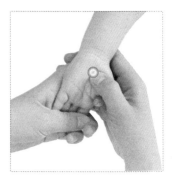

掐小天心 5 次

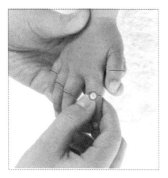

揉掐五指节 20 次（揉 4 掐 1）

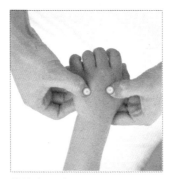

掐精宁、威灵 100 次

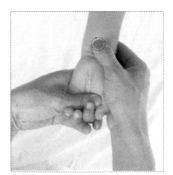

按揉内关 200 次

自汗、盗汗

　　小儿生长发育快，代谢旺，故而较成人易出汗，且头汗最多。古人云："无疾自汗，乃小儿常事，不可过疑。"当汗证作为一种病时，是指小儿在正常环境和安静状态下，全身或局部无故出汗过多，甚至大汗淋漓的一种表现。由此可知，若在天气炎热，衣被过厚，或吸奶过急、活动剧烈、哭闹、急躁的情况下汗多，但无其他异常，则不属病态。

　　小儿汗证有自汗、盗汗之分。睡中出汗，醒时汗止者，称为盗汗；不分醒睡，无故出汗者，称为自汗。小儿多同时兼有，故不必分而论述。

● 表虚不固型

　　主要表现：精神好，以白天出汗为主，且一活动就出汗，易上火、感冒。

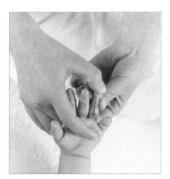
补肺经 300 次

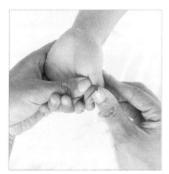
补脾经 300 次

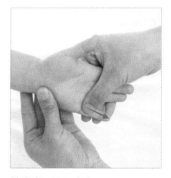
补肾经 300 次

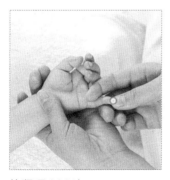
掐肾顶 300 次

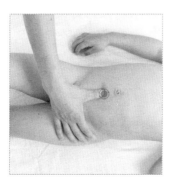
按揉关元、气海 200 次

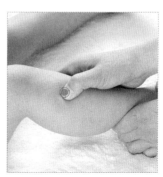
按揉足三里 200 次

● 心脾积热型

主要表现：夜晚睡觉时头部、心胸等处多汗，口臭或口舌生疮，手足心热，便干尿黄。

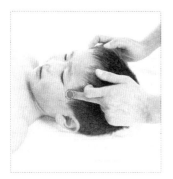
揉太阳 300 次

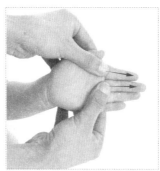
同清心经、肝经 300 次

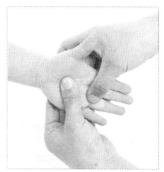
清肺经 300 次

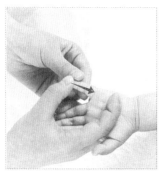
清肾经 300 次

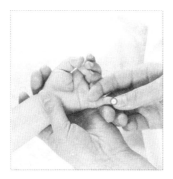
掐肾顶 50 次

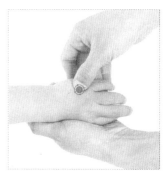
揉二马 300 次

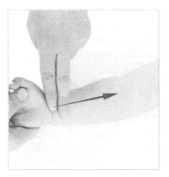
清天河水 500 次

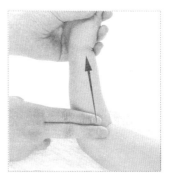
退六腑 300 次

惊风

惊风又称惊厥，俗名"抽风"，是小儿常见的一种病症，更是一种危急重症。它以肢体抽搐、两目上视和意识不清为主要特征。本病一年四季均可发生，多见于1～5岁儿童。

很多疾病都能引起小儿惊厥，小儿时期最为常见的是因高热和中枢神经系统感染引起。就其发病缓急而言，惊风分为急惊风与慢惊风两种：急惊风起病急暴，若处理不当，可使脑组织和局部机体缺氧，遗留后遗症状，因此治疗一定要及时。慢惊风多由急惊风未愈转变而来。

在古代，该病被誉为四大儿科难症之一，小儿推拿也因防治惊风而诞生，因此推拿对防治惊风行之有效。

● 急惊风休止期

主要表现：来势急骤，常痰、热、惊、风四证混同出现，以高热、抽搐、昏迷为主要表现。

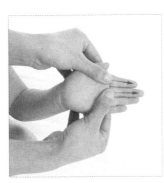

同清心经、肝经 500 次

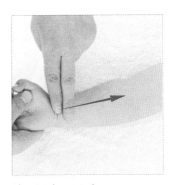

清天河水 500 次

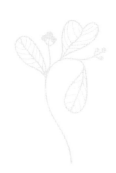

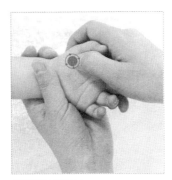

揉板门 500 次

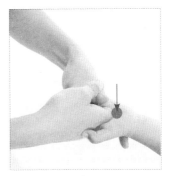

捣小天心 50 次

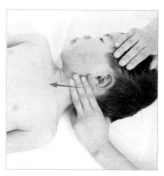

推桥弓 10 次

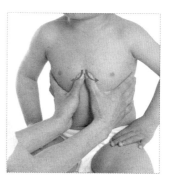

分推膻中 8 遍

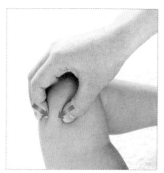

拿血海 10 次

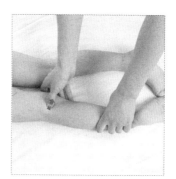

拿委中、承山各 10 次

● 慢惊风休止期

主要表现：来势缓慢，宝宝面色苍白，嗜睡无神，抽搐无力，时作时止，反复难愈。

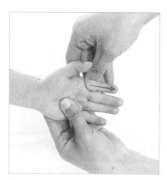

清肝经 300 次

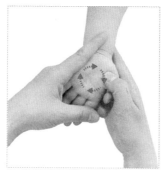

运内八卦 300 次

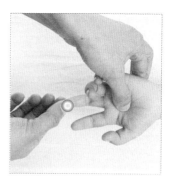

掐心经 5 次

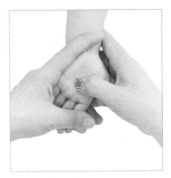

掐内劳宫 5 次

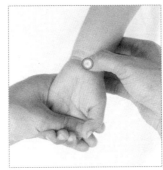

掐总筋 5 次

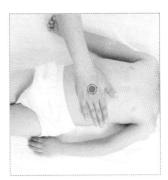

揉中脘 100 次

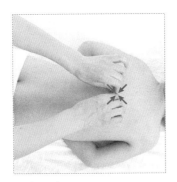

捏脊 3 遍

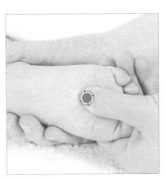

揉涌泉 100 次

掐惊术

　　无论急惊风还是慢惊风，在发作时均宜采用掐惊术，以达到开窍醒神、息风止痉、急救的目的。

　　掐惊术所用穴位为人中、承浆、攒竹、十宣、老龙、左右端正、总筋、精灵、威宁、合谷、曲池、委中、阳陵泉、承山、昆仑、太溪、除昆仑和太溪外，均用掐法。每次选择 1～3 个穴位，每穴掐 3～10 次。人中、承浆位于中轴为主穴，另根据抽动部位选取其他穴位。

　　掐惊术为惊风发作期急救术，开窍醒神治其标；休止期还需辨证论治图其本。

新生儿黄疸

新生儿黄疸，中医称之为"胎黄"，是新生儿期最常见的临床问题。胆红素可在体内积聚引起的皮肤或其他器官的黄染，当新生儿血中的胆红素超过每百毫升 12 毫克时即可出现肉眼可见的黄疸。

本病包括新生儿生理性黄疸和病理性黄疸。生理性黄疸是指单纯因胆红素代谢特点引起的暂时性黄疸，一般 7 ~ 10 天即可消退。但由于家长在家判断黄疸所属类型较难，故应及时就医，采取合适的治疗方法。同时，家长可采用清热利湿、利胆退黄的推拿手法，辅助治疗，促进黄疸尽早消退。

• 基本方 •

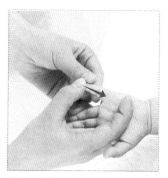

清肾经 300 次

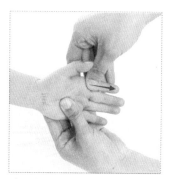

清肝经 300 次

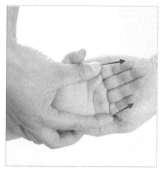

双清肠 300 次

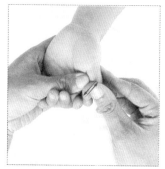

推脾经 300 次

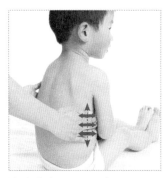
搓摩胁肋 5 ~ 10 遍

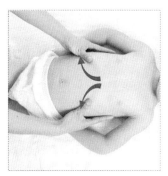
分推肋缘下 100 次

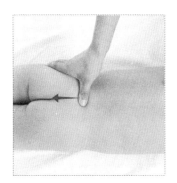
推下七节骨 200 次

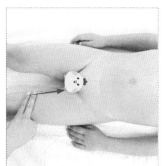
推箕门 5 ~ 10 遍

• 辨证加减 •

湿热郁蒸（阳黄）

主要表现：黄疸色泽鲜明，或有发热，烦躁多啼哭，口渴喜饮，尿黄如橘汁。

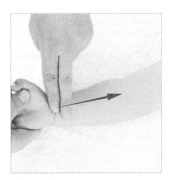
清天河水 300 次

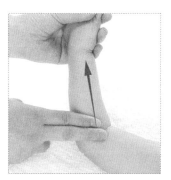
退六腑 300 次

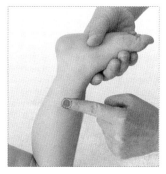
揉三阴交 100 次

寒湿阻滞（阴黄）

主要表现：黄疸色泽晦暗，久久不退，宝宝精神疲倦，四肢发凉，腹部发胀，饮食减少，大便稀薄。

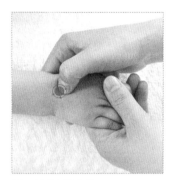

揉一窝风 200 次

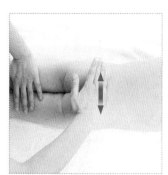

擦八髎令热

肝郁血瘀

主要表现：病程长，黄疸色晦暗，皮肤角化过度呈褐色，且如鳞状，腹大，小便浑浊如茶色。

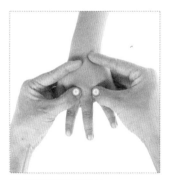

掐揉二扇门 500 次

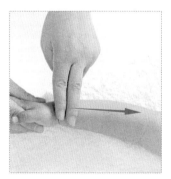

推上三关 300 次

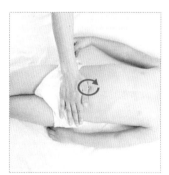

摩腹 300 次

遗尿

　　遗尿又称"尿床"，是指3岁以上的小儿在睡眠中毫不自知地将小便尿在床上，而醒后方觉的一种疾病。若宝宝每周尿床3次以上，且至少6个月以上，则可认为是遗尿患儿。3岁以下的儿童，正常的排尿习惯尚未养成而产生尿床者；学龄儿童因白天玩耍过度，夜晚熟睡不醒而偶有遗尿者：均不属病理现象。

　　夜间遗尿的儿童中，有明显的家族倾向，且男孩发病率是女孩的2倍。本病患儿虽智力和身体并无其他异常，但也应必须及早治疗，经常遗尿，常会被嘲笑为长不大的孩子，会对身心产生不利影响，产生自卑感。

● 肾气不足型

　　主要表现：经常遗尿，严重者一夜多达数次，小便量多、清稀，且无明显臊臭味。

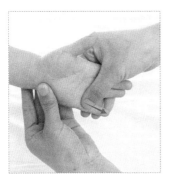

补肾经200次

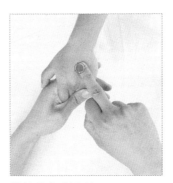

揉外劳宫200次

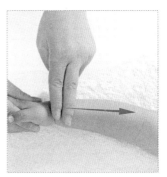

推上三关200次

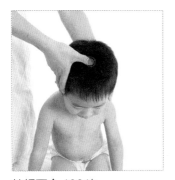

按揉百会100次

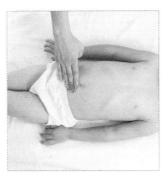

揉丹田200次

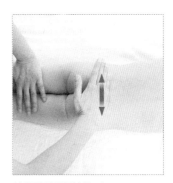

擦腰骶部透热为度

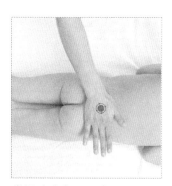

掌揉膀胱俞 200 次

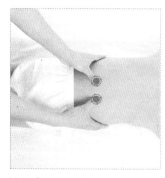

揉肾俞 200 次

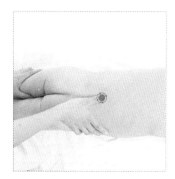

揉命门 200 次

● 脾肺气虚型

主要表现：睡中遗尿，白天多汗，易患感冒，面无光泽。

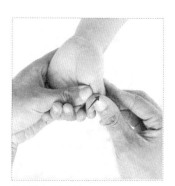

补脾经 300 次

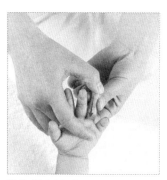

补肺经 300 次

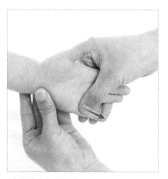

补肾经 200 次

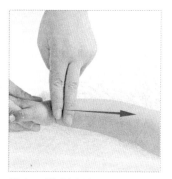

推上三关 300 次

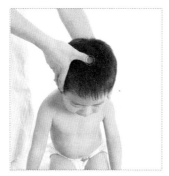

按揉百会 100 次

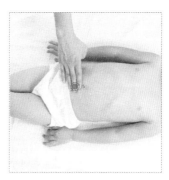

揉丹田 100 次

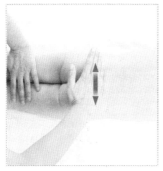

擦腰骶部透热为度

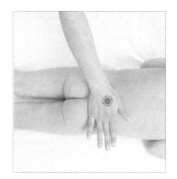

掌揉膀胱俞 200 次

● 肝经湿热型

主要表现：睡中遗尿，尿色黄，有臊味，性情急躁。

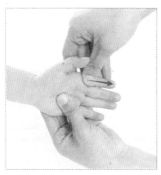

清肝经 300 次

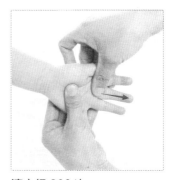

清心经 300 次

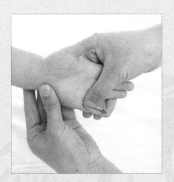

补肾经 200 次

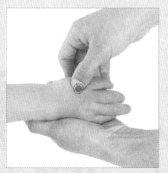

揉二马 200 次

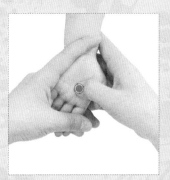

揉内劳宫 200 次

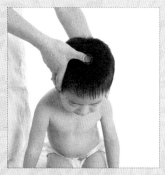

按揉百会 100 次

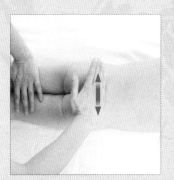

擦腰骶部透热为度

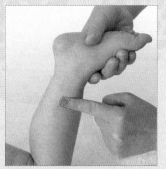

按揉三阴交 200 次

尿频

　　尿频是儿科常见的泌尿系统疾病，以小便次数增多为主要表现。本病多发于学龄前儿童，尤以婴幼儿时期发病率最高。女孩发病率高于男孩，约为男孩的 3 ~ 4 倍。

　　现代医学中多种疾病均可出现尿频，但儿科中，以尿路感染和白天尿频综合征最为常见。前者常因外阴不洁或坐地嬉戏等引起，后者则表现为醒时尿频，次数较多，入睡时则消失。

　　引起尿频的原因有病理性和生理性两类。生理性尿频除了饮水过多、天气寒冷、裤子不合身等因素外，以精神性尿频最为常见。短时的尿频往往与孩子希望以"尿尿"为由引起父母注意有关。若处理不当，就可能落下习惯性精神性尿频的毛病，再纠正就很难了。

● 湿热下注型

主要表现：起病急，病程短，兼有尿频、尿急、尿痛等症状，小便短赤。

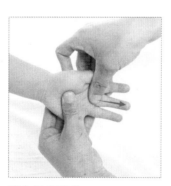

清心经 300 次

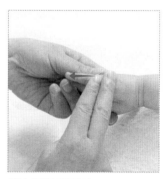

清小肠经 300 次

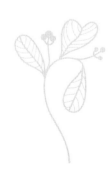

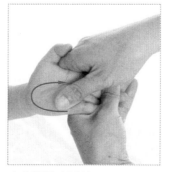

水底捞月 100 次

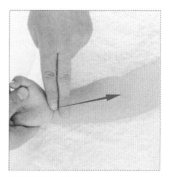

清天河水 200 次

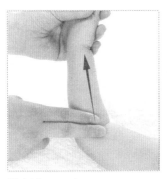

退六腑 200 次

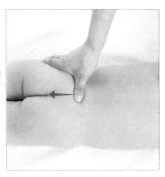

推下七节骨 100 次

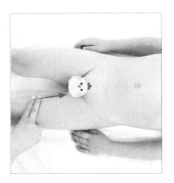

推箕门 300 次

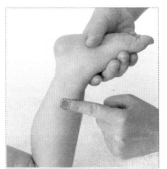

按揉三阴交 200 次

● 脾肾气虚型

主要表现：病程长，小便次数多，排尿时淋漓不尽，神倦乏力，手足不温。

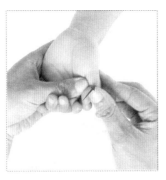

补脾经 300 次

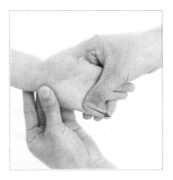

补肾经 300 次

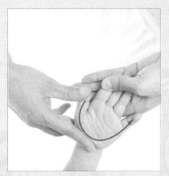

运土入水 200 次

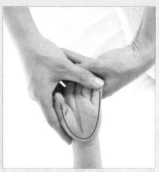

运水入土 200 次

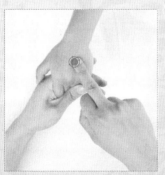

揉外劳宫 500 次

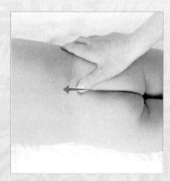

推上七节骨

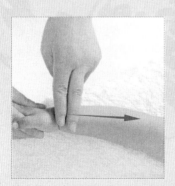

推上三关 100 次

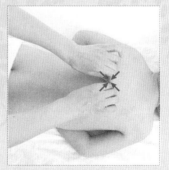

捏脊 3 ~ 6 遍

水肿

　　小儿水肿的发生是由肾脏疾病引发的水液代谢紊乱，当体内液体积蓄于皮下组织间隙时，很自然地就会在面目、四肢甚至全身等处有所表现。这种表现即为浮肿，并同时伴有小便短少。

　　中医将水肿分为阳水和阴水两类。阳水多见于现代医学急性肾炎，阴水多见于肾病综合征。阳水发病较急，若治疗及时，调护得当，易于康复；阴水则起病缓慢，病程较长，容易反复发作，迁延难愈。小儿水肿好发于 2 ~ 7 岁的儿童，男童的发病率明显高于女童。

● 风水相搏型

　　主要表现：水肿从眼睑开始，继而在四肢、全身依次出现。

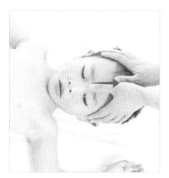

开天门 200 次

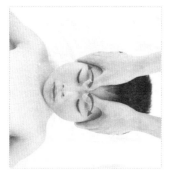

推坎宫 200 次

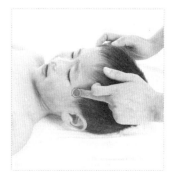

揉太阳 200 次

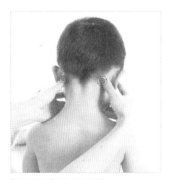

揉耳后高骨 200 次

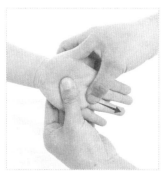

清肺经 500 次

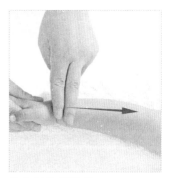

推上三关 300 次

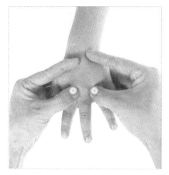

掐揉二扇门 200 次

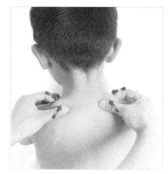

拿肩井、拿风池各 10 次

● 湿热内侵型

　　主要表现：小便黄赤短少，大便干结，发低烧，烦躁干渴，伴脓疱疮、疖肿、丹毒（患处皮肤突然发红成片，色如涂丹）等。

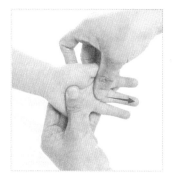

清心经 200 次

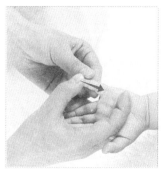

清肾经 500 次

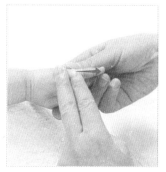

清小肠经 300 次

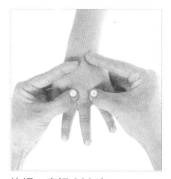

掐揉二扇门 300 次

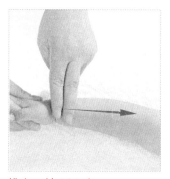

推上三关 300 次

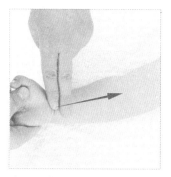

清天河水 500 次

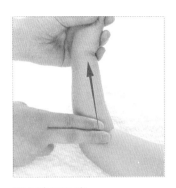

退六腑 200 次

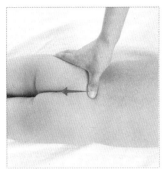

推下七节骨 100 次

肺脾气虚型

主要表现：浮肿不明显，或仅见面目浮肿，面色少光泽，食欲不振，倦怠乏力，小便少，大便稀，易感冒。

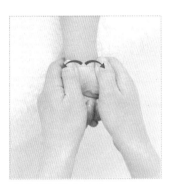

分推手阴阳 300 次

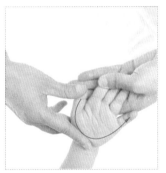

运土入水 300 次

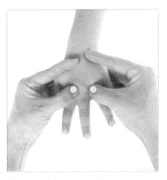

掐揉二扇门 300 次

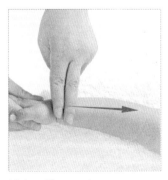

推上三关 300 次

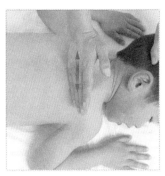

横擦肺俞、脾俞各 100 次

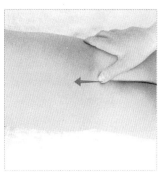

推上七节骨 100 次

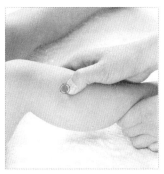

按揉足三里 300 次

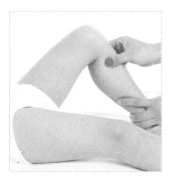

按揉阴陵泉 300 次

• 脾肾阳虚型

主要表现：全身浮肿，且腰腹下肢尤重，按水肿处则深陷难起，病程长，畏寒肢冷，小便滴沥，大便稀。

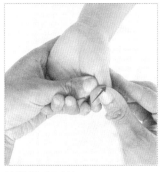

补脾经 300 次

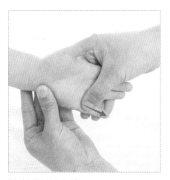

补肾经 300 次

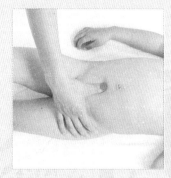

点关元 200 次

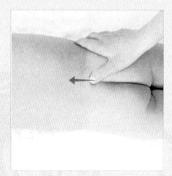

推上七节骨 100 次

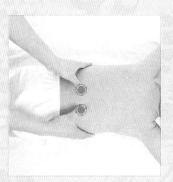

揉肾俞 200 次

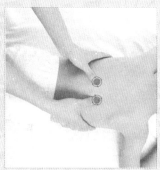

揉脾俞 200 次

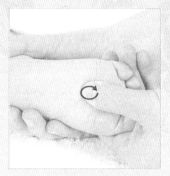

摩涌泉 200 次

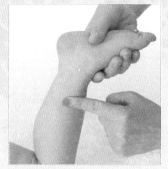

点三阴交 200 次

慢性扁桃体炎

作为咽部最大的免疫器官，当小儿疲劳、受凉、食物擦伤，局部受到刺激（烟尘、辛辣）等导致抵抗力下降时，扁桃体就会发炎，表现为咽喉两侧喉核（即腭扁桃体）发生红、肿、疼痛等症状。

中医又称该病为乳蛾，因为喉核肿大，形似乳头，状如蚕蛾，故名之"乳蛾"。

现代医学有急、慢性扁桃体炎之分。前者以高热、咽喉红肿疼痛为特征，起病急，全身症状重。后者以小儿扁桃体慢性肿大，并在季节（春秋多）变化或感冒时症状加重为特征。

推拿调治慢性扁桃体炎有一定优势。

● 风热博结型

主要表现：扁桃体赤肿疼痛，尚未化脓，发热重，微怕寒。

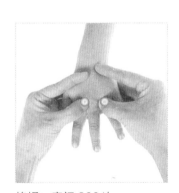

掐揉二扇门 300 次

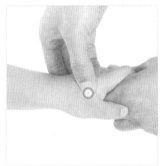

掐揉合谷 30 次

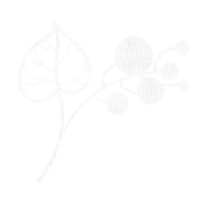

推上三关 500 次

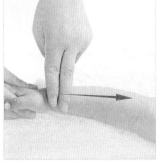
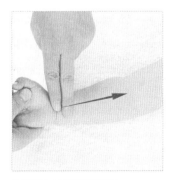

清天河水至局部潮红

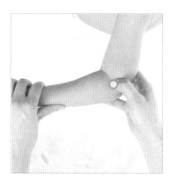

掐揉曲池 30 次

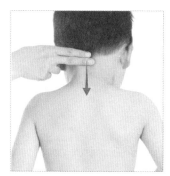

清天柱骨至局部潮红

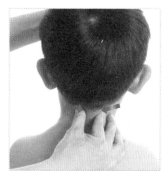

拿风池 300 次

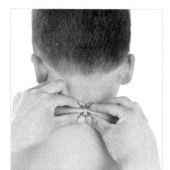

捏挤大椎 10 次

● 热毒炽盛型

　　主要表现：扁桃体红肿，溃烂化脓，患儿自觉较热，或不喜欢穿衣盖被，触摸皮肤有烙手感，测其体温在 39℃以上。

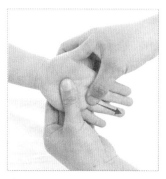

清肺经 500 次

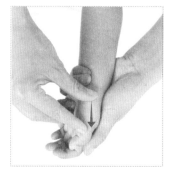

清胃经 500 次

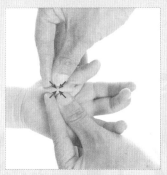

捏挤板门 10 次

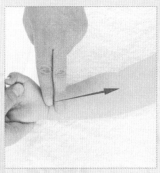

清天河水至局部潮红

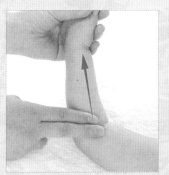

退六腑 300 次

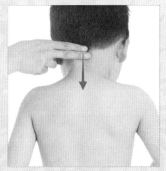

清天柱骨至局部潮红

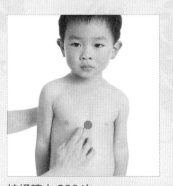

按揉膻中 200 次

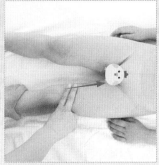

推箕门至局部潮红

近视

如果近视算是一种病的话，那么毫无疑问，它会占据发病率的第一把交椅。在我国近视极为常见，发生率约为 33%，为世界平均水平 22% 的 1.5 倍，青少年发生率则毫不客气地达到 60% 以上。引起近视的原因很多，可能与遗传、发育、环境、疾病和用眼习惯等有关，这其中用眼不当为首位原因，用眼不当父母则又难脱干系，因为孩子的习惯都是父母养成的。

小儿近视刚发生，用眼习惯未形成，如及时发现，及早纠正，对于防止近视，防止度数加深，防止如视网膜脱离、黄斑出血、青光眼和白内障等并发症有积极意义。

• 肝肾不足型

主要表现：消瘦，头晕，腰膝无力，夜啼躁烦，夜间多汗，口渴喜饮。

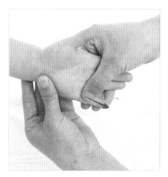
补肾经 500 次

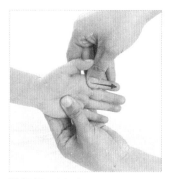
清肝经 500 次

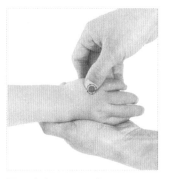
揉二人上马 300 次

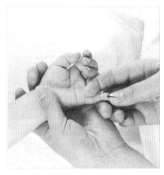
推肾顶 300 次

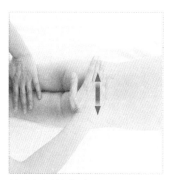

擦命门透热为度

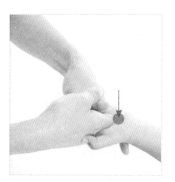

捣小天心至局部麻木

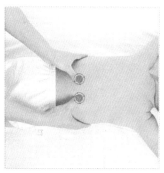

揉肝俞、肾俞各 300 次

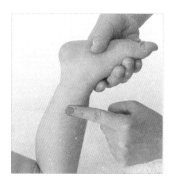

点揉三阴交 300 次

• 心胆虚怯型

主要表现：胆小怕事，易紧张惊惧，面色发白，声低气短，肢冷畏寒。

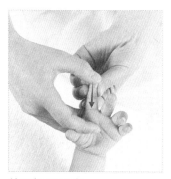

补肝经 500 次

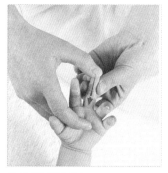

补心经 500 次

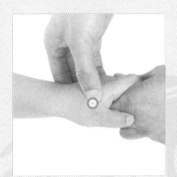

掐揉合谷 500 次

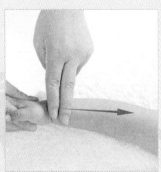

推上三关 100 次

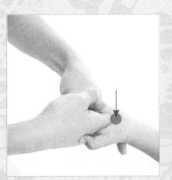

捣小天心至局部发麻

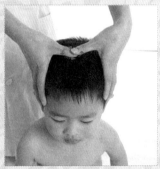

振百会 100 次

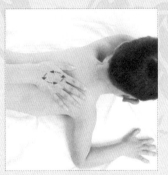

振胆俞 1 分钟 200 次

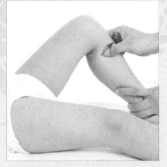

拨动阴陵泉 100 次

鼻炎

鼻炎是指鼻腔黏膜和黏膜下组织的炎症，儿童的抵抗力和对外界适应力较差，因此儿童更容易发鼻炎，其发病率已大于12%。鼻炎可分为急性鼻炎和慢性鼻炎。此外，还有一种十分常见的与外界环境有关的鼻炎——过敏性鼻炎。

小儿急性鼻炎和感冒的症状非常相似，孩子出现鼻塞、咽痛、头痛、打喷嚏等症状时父母往往会认为孩子是感冒了，殊不知是鼻炎在作怪。鼻炎还可诱发咽炎、扁桃体炎、中耳炎等病症，40%的患儿存在咳嗽和哮喘，甚至连小儿记忆、智力、性情等都会受到影响。

● 风邪犯肺型

主要表现：鼻塞，流涕，头痛，嗅觉不灵，严重者则不辨香臭。

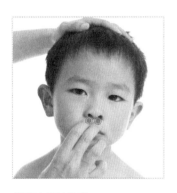 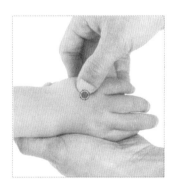

黄蜂入洞 50 次　　　　　　揉二马 1000 次

风热者常继发于感冒之后。感冒症状减轻，热退，但鼻涕由清转黄，且量增多，质变得黏稠，兼嗅觉减退，或者伴有头痛、恶寒、咳嗽、痰黄稠、舌红、舌苔薄黄等特征。可加上以下推拿手法：

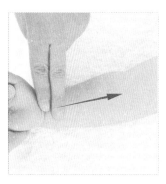

清天河水 300 次

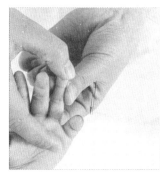

推肺经 300 次

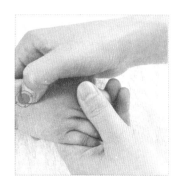

揉一窝风 300 次

风寒者加上以下推拿手法：

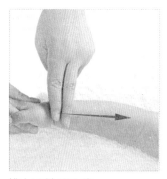

推上三关 300 次

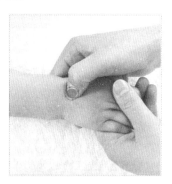

揉一窝风 300 次

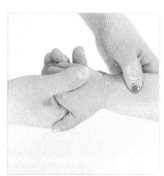

揉膊阳池 500 次

● 脾肺气虚型

　　主要表现：长期鼻塞，时轻时重，左右两鼻交替发病，病情反复难愈，伴少气懒言倦怠，易于感冒，食少便稀。

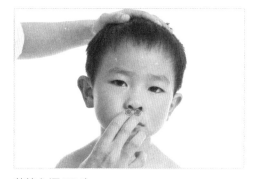

黄蜂入洞 50 次

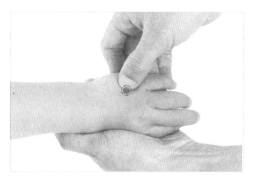

揉二马 1000 次

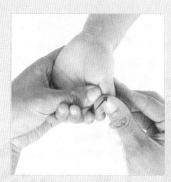

补脾经 500 次

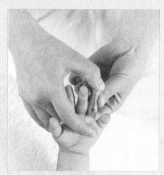

补肺经 500 次

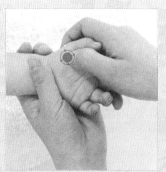

揉板门 500 次

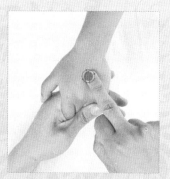

揉外劳宫 200 次

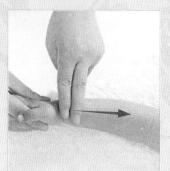

推上三关 200 次

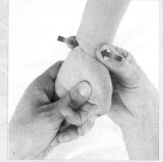

拿列缺 50 次

● 气滞血瘀型

　　主要表现：鼻塞严重且持续不减，鼻涕难于擤出，鼻音重浊，嗅觉迟钝，甚至难辨香臭。

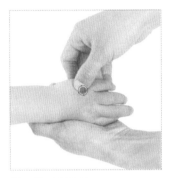

揉二马 1000 次

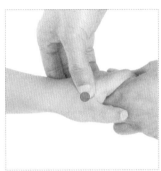

按揉双侧合谷穴 500 次

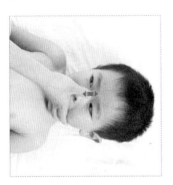

擦山根 20 次

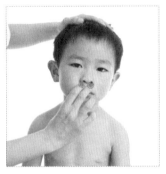

黄蜂入洞 50 次

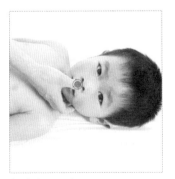

揉人中 50 次

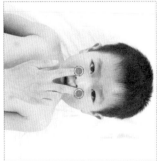

揉迎香 50 次

婴儿湿疹

湿疹又名奶癣，是婴幼儿期常见的皮肤病之一，以皮肤红斑、粟粒状丘疹、丘疱疹或水疱，疱破后出现点状糜烂、渗液、结痂并伴剧烈瘙痒为主要特征。好发于两颊、耳郭周围、眉毛及皮肤皱褶等处，常对称分布，多先发于头面部，然后逐渐蔓延。

本病发病无明显季节性，易反复发作，常始发于 1 ～ 3 个月的婴儿，多数在 2 岁以内逐渐减轻至自愈。以过敏体质的婴儿较为常见，鱼虾、蛋、牛奶、护肤品、洗浴液、清洁剂、毛制品、化纤、植物、动物、日光、水土等均可成为过敏原，应积极寻找并及时去除。

● 湿热俱盛型

主要表现：皮疹表现为红斑、水疱、糜烂，大便干，小便赤。

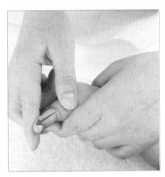

清脾经 500 次

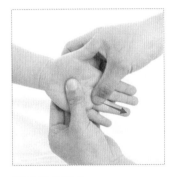

清肺经 500 次

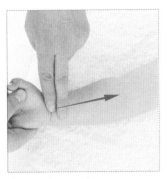

清天河水 300 次

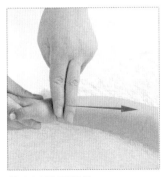

推上三关 300 次

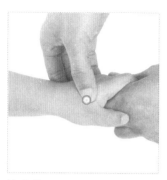

掐合谷 10 ~ 20 次

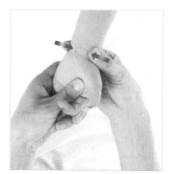

拿列缺 50 次

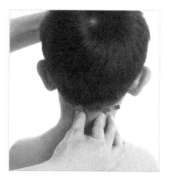

拿风池 50 次

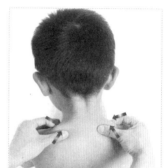

拿肩井 50 次

● **脾虚湿盛型**

主要表现：皮疹色暗红，有水疱、渗液出现，食少便稀。

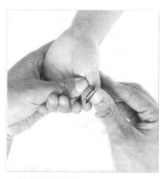

清补脾经 500 次

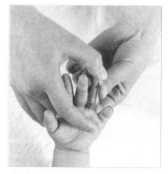

清补肺经 500 次

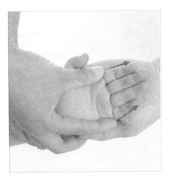

同清大肠经、小肠经 300 次

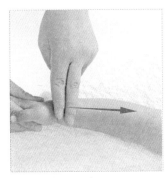

推上三关 300 次

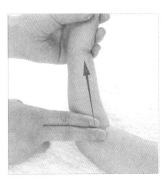

退六腑 300 次

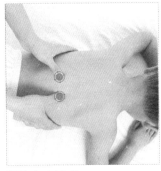

揉脾俞 200 次

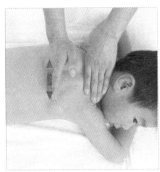

擦膈俞（小鱼际横擦膈俞令热）

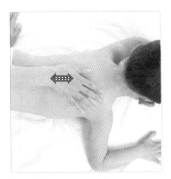

轻抚脊 10 ～ 20 次

● 血虚风燥型

主要表现：皮疹表现为干燥、脱屑，有色素沉着，呈苔藓样改变。

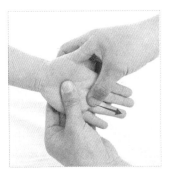

清肺经 500 次

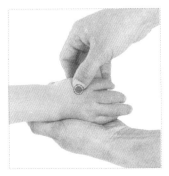

揉二马 300 次

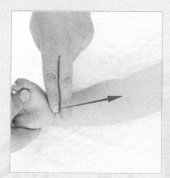

清天河水 100 次

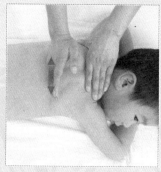

横擦膈俞 10 ~ 20 次

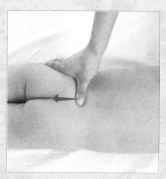

推下七节骨令局部潮红

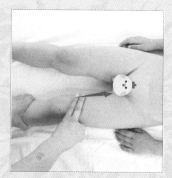

推箕门令局部潮红

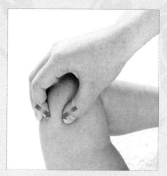

拿血海 100 次

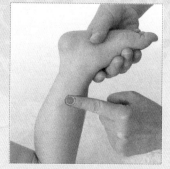

点揉三阴交 300 次

儿童多动症

儿童多动症又称注意缺陷多动障碍。患儿智力正常，却表现出活动过度，冲动任性，注意力不集中，自我控制能力差，情绪不稳，并伴有不同程度的学习困难。多动症患儿课堂上常做小动作，作业拖拉，而正常顽皮儿童有时也会出现注意力不集中，但为了贪玩，能迅速草率完成作业，并不拖拉，出现小动作，经提醒后即能自我克制。

本病发病与遗传、环境、教育、产伤等有一定关系，近年来有发病增多的趋势，而男孩明显多于女孩，其症状多在学龄前期出现，但在学龄期最为突出，会严重影响儿童的身心健康成长，应积极进行治疗。

● 肝肾阴虚型

主要表现：多动难静，急躁易怒，神思涣散，两手两足心发热，并自觉心胸烦热。

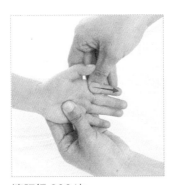

清肝经 300 次

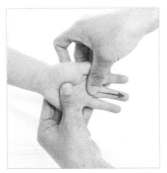

清心经 300 次

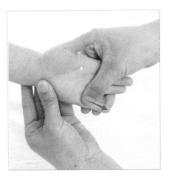

补肾经 300 次

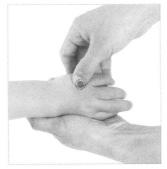

揉二马 200 次

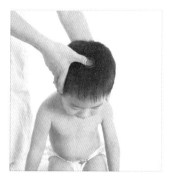

揉百会 200 次

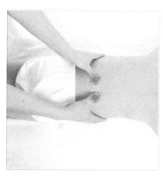

揉肾俞 200 次

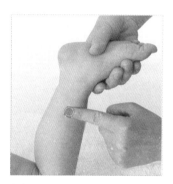

按揉三阴交 200 次

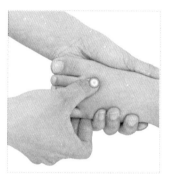

掐太冲 10 次

• **心脾两虚型**

主要表现：神思涣散，精力难以集中，记忆力差，神疲乏力。

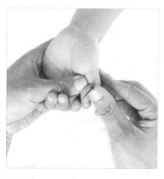

补脾经 300 次

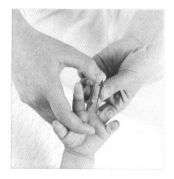

清补心经 300 次

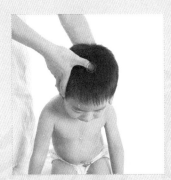

揉百会 200 次

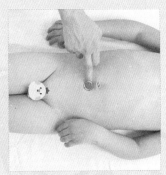

揉气海 200 次

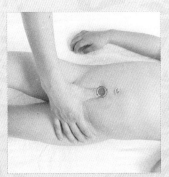

揉关元 200 次

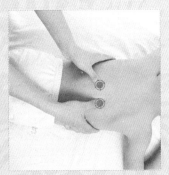

揉脾俞 200 次

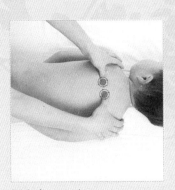

揉心俞 200 次

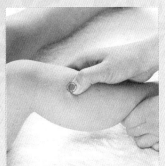

按揉足三里 200 次

小儿抽动秽语综合征

　　小儿抽动秽语综合征的主要表现为抽动，多从头面部、颈部开始，逐渐下延到四肢或躯干，特点为不自主地快速、短暂、不规则抽动，表现则有挤眉眨眼、点头、耸肩、挥手、蹬足等，或有不自主地发声抽动，如喉咙吭吭、吼叫声或污秽词语等。抽动在精神紧张、疲惫时加重，放松愉悦时减轻，入睡后消失。

　　本病起病以 4 ～ 12 岁多见，男孩明显多于女孩，约为（3 ～ 4）：1。一般病程持续时间较长，病症可自行缓解或加重，但智力不受影响。

　　本病为小儿推拿优势病种，但治疗时间长，父母应力求熟练掌握推拿手法。

● 肝亢风动型

　　主要表现：抽动频繁有力，脾气急躁易发怒，便干尿黄。

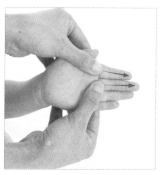

同清心经、肝经 300 次

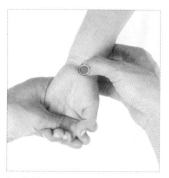

揉总筋 300 次

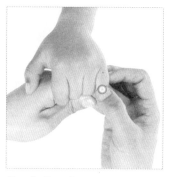

掐五指节 5 次

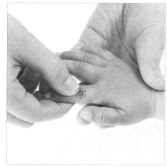

揉五指节 50 次

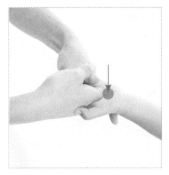

捣小天心 20 次

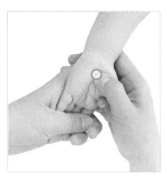

掐小天心 5 次

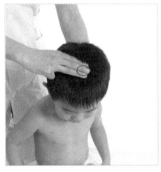

摩百会 5 分钟

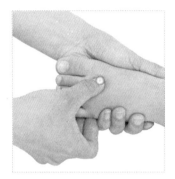

掐太冲 10 次

● 阴虚风动型

主要表现：宝宝形体偏瘦，两手两足心发热，并自觉心胸烦热，时作抽动，肢体抖动。

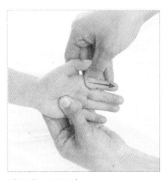

清肝经 300 次

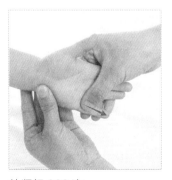

补肾经 300 次

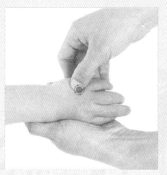

揉二马 300 次

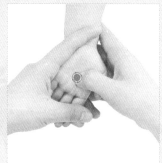

掐揉内劳宫 20 次

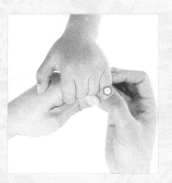

掐五指节 5 次

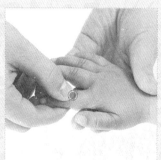

揉五指节 50 次

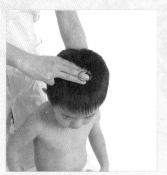

摩百会 5 分钟

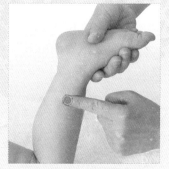

点揉三阴交 100 次

附录

小儿推拿常用穴位图

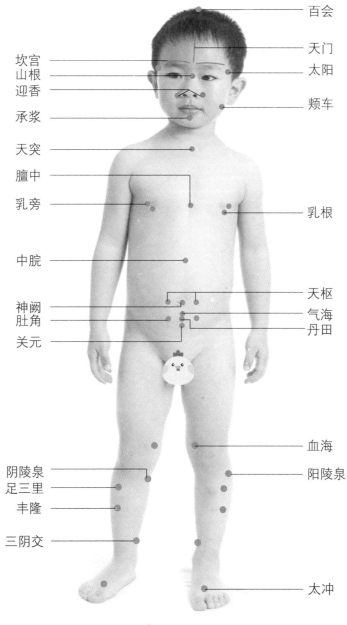

坎宫
山根
迎香
承浆
天突
膻中
乳旁
中脘
神阙
肚角
关元

百会
天门
太阳
颊车
乳根
天枢
气海
丹田
血海
阳陵泉

阴陵泉
足三里
丰隆
三阴交

太冲

全身正面

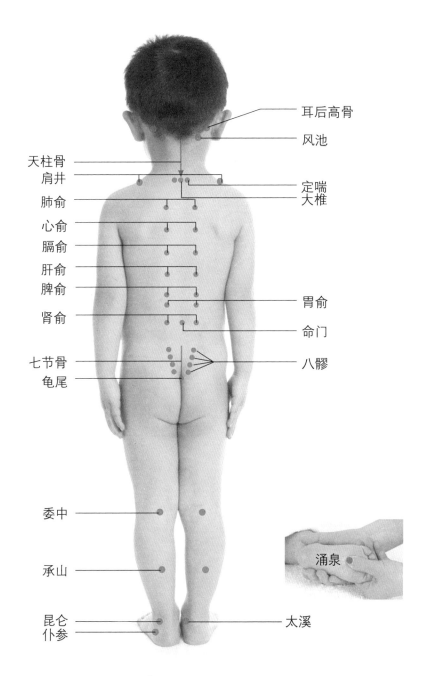

耳后高骨

风池

天柱骨

肩井

肺俞

心俞

膈俞

肝俞

脾俞

肾俞

定喘

大椎

胃俞

命门

七节骨

龟尾

八髎

委中

承山

昆仑

仆参

涌泉

太溪

全身背面

促进宝宝生长发育的抚触操

　　抚触是通过抚触宝宝的皮肤，让温和良好的刺激传到中枢神经系统，产生生理效应的操作方法，对宝宝健康有益。婴儿抚触操，尤其适合 1 ~ 6 个月的宝宝，妈妈在家就可以为宝宝进行抚触推拿。抚触是父母与宝宝爱的情感交流，可以刺激宝宝的淋巴系统，增强抵抗力，改善循环功能，提高睡眠质量，平复情绪，减少哭闹，还能促进消化和吸收。

● 头部抚触

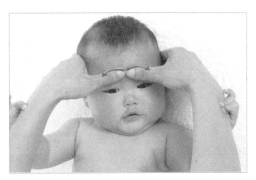

妈妈将双手拇指放于宝宝前额眉间的上方，然后用指腹轻柔地从额头向外平推至太阳穴

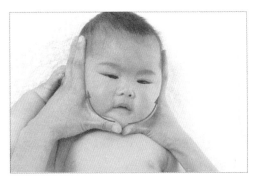

双手拇指放于宝宝下巴处，然后沿着脸的轮廓往外推压至耳垂处停止（宝宝似微笑状）

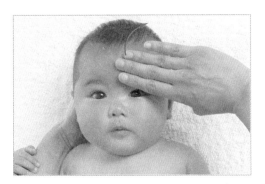

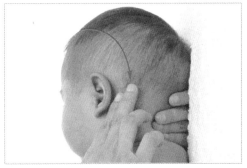

左手托起宝宝的后颈部，右手从前额发际向耳后发际推进，稍用力，停止于耳后，轻轻按摩。然后，换另一边重复操作

● 胸腹部抚触

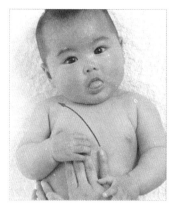
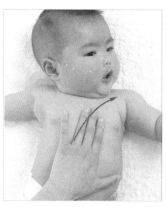
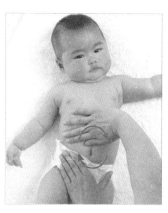

用右手轻轻向上推向宝宝的右肩，避开乳头，重复3次

左手轻轻向上推向宝宝的左肩，避开乳头，重复3次

用两手在宝宝腹部顺时针推动，注意避开脐部，重复3次

● 双上肢抚触

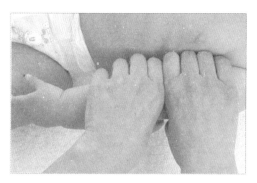
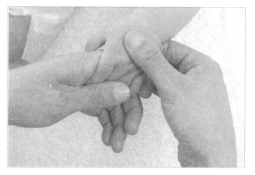

从宝宝的肩部向掌端轻轻挤捏

按摩手背

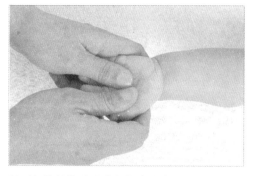
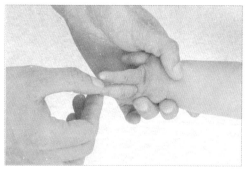

用两拇指的指腹从掌根部向指尖轻轻推进

用拇指、食指指端轻轻提拉宝宝的手指

● 双下肢抚触

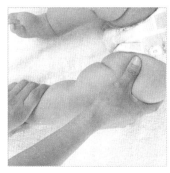 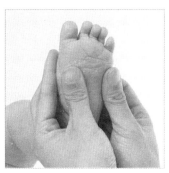 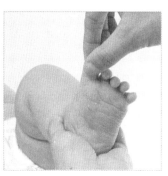

双手从宝宝的大腿根部向踝部
轻轻挤捏

两拇指的指腹从宝宝的足跟部
向趾端轻轻推进

用拇指和食指逐个提拉宝宝
的脚趾关节

注意：双下肢抚触时，一定要注意保暖，用毯子把宝宝的上身遮盖住。

● 背部抚触

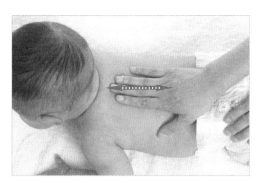 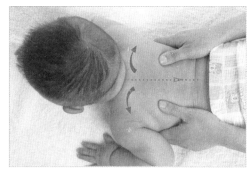

一手扶住宝宝，另一手从掌根到手指形成一个
整体，从宝宝的颈后沿着脊柱的方向轻轻按摩
至臀部，操作 2 遍

两手四指并拢或用拇指指腹，从宝宝的颈椎沿
着脊椎的方向，稍用力向两侧推至臀部，操作
2 遍

分清宝宝体质选用调理手法

中医将小儿体质分为健康型、寒型、热型、虚型和湿型五种类型。推拿时针对宝宝的体质和病症施以相应的手法，可以让宝宝更健康。

健康型小儿身体壮实，精神饱满，面色红润，睡眠充足，大小便正常。在日常生活中只要保持营养均衡，就可以持续拥有健康，通常不需采用特别的调养方式。

寒型小儿

寒型小儿通常面色苍白，手脚冰凉，不爱活动，吃饭没有胃口，吃的食物稍不合适就会腹泻。父母每天要给小儿捏脊 5 次，并按揉内劳宫穴 100 下。

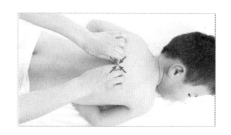

热型小儿

热型小儿从体态上看比较壮实，面赤唇红，饮食上喜欢凉的东西，脾气烦躁易怒，贪嘴，大便干结。平日里，父母可以给孩子清天河水，每次推 200 下。

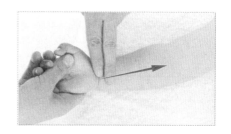

虚型小儿

虚型小儿一般面色萎黄，少言寡语，不爱活动，整个人看上去神疲乏力，且汗多、饭量很小，大便溏软。父母平时要给孩子补五脏，补脾经、补肝经、补心经、补肺经、补肾经各 100 下。

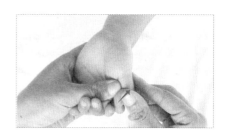

湿型小儿

湿型小儿大多喜事肥甘厚味的食物，形体肥胖、动作迟缓、大便溏泻。平时，父母可每天给小儿捏脊 5 次，揉板门 200 下。

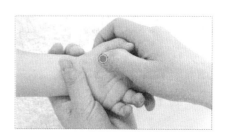